IA NA PSIQUIATRIA

MEDICINA USP

Hospital das Clínicas Fmusp

IPq INSTITUTO DE PSIQUIATRIA HCFMUSP

IA NA PSIQUIATRIA

COMO A TECNOLOGIA PODE AJUDAR NO DIAGNÓSTICO E NO TRATAMENTO DE TRANSTORNOS MENTAIS

EDITOR
André Russowsky Brunoni

manole
editora

Produção editorial: Rosana Arruda da Silva
Projeto gráfico: Departamento de arte da Editora Manole
Editoração eletrônica e ilustrações: Estúdio Castellani
Capa: Ricardo Yoshiaki Nitta Rodrigues
Imagem da capa: freepik.com

CIP-BRASIL. CATALOGAÇÃO NA PUBLICAÇÃO
SINDICATO NACIONAL DOS EDITORES DE LIVROS, RJ

I16

IA na Psiquiatria : como a tecnologia pode ajudar no diagnóstico e no tratamento dos transtornos mentais / editor André Russowsky Brunoni. - 1. ed. - Santana de Parnaíba [SP] : Manole, 2024.
152 p. ; 23 cm.

ISBN 9788520458440.

1. Tecnologia médica. 2. Psiquiatria - Inteligência artificial. 3. Medicina - Inovações tecnológicas. 4. Inteligência artificial - Saúde mental - Diagnóstico. I. Brunoni, André Russowsky.

24-91810 CDD: 610.28563
CDU: 616.89:004.8

Gabriela Faray Ferreira Lopes - Bibliotecária - CRB-7/6643

Editora Manole Ltda.
Alameda Rio Negro, 967, cj. 717
06454-000 – Barueri – SP – Brasil
Tel.: (11) 4196-6000
www.manole.com.br
https://atendimento.manole.com.br

Impresso no Brasil
Printed in Brazil

Dedico esta obra aos nossos pacientes,
que sempre nos inspiram a progredir e a ir além.

Agradecimentos

Ao publicar o livro *IA na Psiquiatria: como a tecnologia pode ajudar no diagnóstico e no tratamento de transtornos mentais*, é imperativo que eu expresse minha profunda gratidão para com aqueles que contribuíram para a realização deste trabalho.

A realização deste projeto reflete não apenas um empenho individual, mas também a colaboração e o conhecimento coletivo de diversos especialistas no campo.

Inicialmente, devo reconhecimento aos acadêmicos e profissionais que generosamente partilharam suas pesquisas, experiências e perspectivas sobre a aplicação da inteligência artificial na psiquiatria. A riqueza desta obra advém, em grande medida, da qualidade e da profundidade de suas contribuições.

Um agradecimento especial é direcionado aos profissionais da saúde mental, cuja dedicação ao bem-estar de seus pacientes serve de inspiração constante. Este livro aspira a ser um recurso auxiliar na ampliação de suas práticas clínicas por meio da incorporação de inovações tecnológicas, visando aprimorar o cuidado e o suporte oferecidos aos pacientes.

Agradeço igualmente às pessoas atendidas por esses profissionais, cujas experiências sublinham a importância do avanço e da humanização da psiquiatria. A inclusão da inteligência artificial no campo da saúde mental é motivada pelo desejo de melhorar suas vidas, fornecendo novas ferramentas para compreensão e tratamento.

Por último, mas não menos importante, agradeço a você, leitor acadêmico, cujo interesse no potencial da inteligência artificial na psiquiatria reflete o espírito inquisitivo e o compromisso com a evolução da ciência. É minha sincera esperança que este projeto contribua para o seu conhecimento e inspire futuras pesquisas na intersecção entre a tecnologia e a saúde mental.

Este livro é um convite ao diálogo contínuo sobre as possibilidades e os desafios que a inteligência artificial apresenta para a psiquiatria, encorajando uma abordagem crítica e ética na sua implementação.

Agradeço a todos os que participaram deste empreendimento intelectual e contribuíram para o avanço do nosso entendimento coletivo.

André Russowsky Brunoni

Editor

André Russowsky Brunoni

Professor Associado do Departamento de Psiquiatria da Faculdade de Medicina da Universidade de São Paulo (FMUSP). Chefe do Grupo de Psiquiatria Intervencionista do Instituto de Psiquiatria do Hospital das Clínicas da FMUSP (IPq-HC-FMUSP). Editor da área de Psiquiatria da revista *Brain Stimulation* e editor-chefe do *Brazilian Journal of Psychiatry*.

Autores

Alexandre Andrade Loch

Graduado em Medicina pela Faculdade de Medicina da Universidade de São Paulo (FMUSP). Residência Médica em Psiquiatria pelo Instituto de Psiquiatria do Hospital das Clínicas da FMUSP (IPq-HC-FMUSP). Bacharel em Filosofia pela Faculdade de Filosofia, Letras e Ciências Humanas da USP (FFLCH-USP). Doutor pela FMUSP. Membro da International Federation of Psychiatric Epidemiology (IFPE) e da Schizophrenia International Research Society (SIRS). Editor associado da *Frontiers in Public Mental Health*. Docente/orientador de doutorado e mestrado no IPq-HC-FMUSP. Coordenador científico do Grupo de Psicoses do Laboratório de Neurociências (LIM-27) do IPq-HC-FMUSP.

Aline Zimerman

Graduada em Psicologia pela Universidade Federal do Rio Grande do Sul (UFRGS). Especialista em Terapia Cognitivo-Comportamental pela Pontifícia Universidade Católica do Rio Grande do Sul (PUCRS). Doutoranda em Psiquiatria Translacional do Desenvolvimento no Programa Tripartite entre Universidade de São Paulo (USP), Universidade Federal de São Paulo (Unifesp) e UFRGS.

Álvaro Cabral Araújo

Graduado em Medicina e Especialista em Psiquiatria pela Pontifícia Universidade Católica de São Paulo (PUC-SP). Pós-graduado em Terapia Comportamental pela Universidade de São Paulo (USP). Doutor em Neurociências e Comportamento pela USP. Pesquisador e colaborador do Programa de Ansiedade (AMBAN) do Instituto de Psiquiatria do Hospital das Clínicas da Faculdade de Medicina da USP (IPq-HC-FMUSP).

Ana Caroline Lopes-Rocha

Bacharel em Ciência e Tecnologia e em Neurociência pela Universidade Federal do ABC (UFABC). Doutoranda em Psiquiatria pela Faculdade de Medicina da Universidade de São Paulo (FMUSP).

André Russowsky Brunoni

Professor Associado do Departamento de Psiquiatria da Faculdade de Medicina da Universidade de São Paulo (FMUSP). Chefe do Grupo de Psiquiatria Intervencionista do Instituto de Psiquiatria do Hospital das Clínicas da FMUSP (IPq-HC-FMUSP). Editor da área de Psiquiatria da revista *Brain Stimulation* e editor-chefe do *Brazilian Journal of Psychiatry*.

Arthur Caye

Graduado em Medicina pela Universidade Federal do Rio Grande do Sul (UFRGS). Residência em Psiquiatria e Psiquiatria da Infância e Adolescência pelo Hospital de Clínicas de Porto Alegre e da UFRGS (HCPA-UFRGS). Doutor em Psiquiatria pelo Programa Tripartite entre Universidade de São Paulo (USP), Universidade Federal de São Paulo (Unifesp) e UFRGS. Professor no Programa de Pós-graduação em Psiquiatria e Ciências do Comportamento da UFRGS. Professor no Programa de Pós-graduação em Psiquiatria da Universidade de São Paulo (USP). Pesquisador colaborador na USP. Gerente de Pesquisa do Centro Nacional de Pesquisa e Inovação em Saúde Mental (CISM) do Instituto Nacional de Psiquiatria do Desenvolvimento (INPD).

Bruno Braga Montezano

Graduado em Psicologia pela Universidade Católica de Pelotas (UCPel). Técnico em Informática pelo Instituto Federal do Rio Grande do Sul (IFRS). Mestre em Psiquiatria e Ciências do Comportamento pela Universidade Federal do Rio Grande do Sul (UFRGS). Doutorando em Psiquiatria e Ciências do Comportamento na UFRGS. Editor assistente na *Revista Brasileira de Psiquiatria*. Membro do Grupo de Pesquisa Alliance (Artificial Intelligence in Neuroscience).

Daniel Graça Fatori

Graduado em Psicologia pela Universidade Presbiteriana Mackenzie. Doutor em Psiquiatria pela Faculdade de Medicina da Universidade de São Paulo (FMUSP). Pesquisador do Laboratório de Psicopatologia e

Terapêutica Psiquiátrica (LIM-23) do Hospital das Clínicas da FMUSP (HC-FMUSP). Orientador do Programa de Pós-graduação em Psiquiatria da FMUSP.

Daniela Lé Tassinari

Graduada em Medicina pela Faculdade de Medicina de Santo Amaro (FMSA). Especialista em Psiquiatria pela Faculdade de Medicina do ABC (FMABC). Especialista em Psiquiatria Forense pelo Instituto de Psiquiatria do Hospital das Clínicas da Faculdade de Medicina da Universidade de São Paulo (IPq-HC-FMUSP). Médica Psiquiatra no Instituto Perdizes do HC-FMUSP (IPer-HC-FMUSP). Médica do Núcleo de Álcool e Drogas do Hospital Sírio-Libanês.

Euripedes Constantino Miguel

Professor Titular e Vice-chefe do Departamento de Psiquiatria da Faculdade de Medicina da Universidade de São Paulo (FMUSP). Professor Associado Adjunto da Universidade Yale, nos EUA. Coordenador do Programa de Pós-graduação em Psiquiatria da FMUSP. Coordenador do Instituto Nacional de Psiquiatria do Desenvolvimento para Crianças e Adolescentes (INPD) e do Centro Nacional de Pesquisa e Inovação em Saúde Mental (CISM).

Fabiana Ramos Lima Amadei Casarolli

Graduanda em Psicologia na Faculdade Mário Quintana (Famaqui). Bacharel em Ciências Jurídicas e Sociais pela Pontifícia Universidade Católica do Rio Grande do Sul (PUCRS). Advogada inscrita na Ordem dos Advogados do Brasil (OAB). Pós-graduada em Direito Processual Civil pela Faculdade Educamais (UNIMAIS).

Felipe Coelho Argolo

Graduado em Medicina pela Faculdade de Medicina da Universidade Federal da Bahia (FMB-UFBA). Doutor em Psiquiatria e Psicologia Médica pela Universidade Federal de São Paulo (Unifesp). Pesquisador do Programa de Pós-doutorado da Universidade de São Paulo (USP).

Felipe Corchs

Psiquiatra e Doutor em Ciências pela Faculdade de Medicina da Universidade de São Paulo (FMUSP). Professor colaborador do Departamento de Psiquiatria da FMUSP. Médico Assistente do Instituto de Psiquiatria do

Hospital das Clínicas da FMUSP (IPq-HC-FMUSP). Coordenador do Núcleo de Análise do Comportamento do Serviço de Psicoterapia do IPq-HC-FMUSP. Coordenador do Ambulatório de Trauma do IPq-HC-FMUSP. Professor permanente do Programa de Pós-graduação (Mestrado e Doutorado) em Neurociências e Comportamento (NeC) da USP. Professor permanente e do Mestrado Profissional do Instituto Par de Ciências do Comportamento.

Ilana Falcão de Arruda

Graduada em Medicina pela Universidade Federal de Mato Grosso (UFMT). Residência Médica em Psiquiatria pelo Hospital das Clínicas da Faculdade de Medicina da Universidade de São Paulo (HC-FMUSP). Preceptora da Residência Médica em Psiquiatria no HC-FMUSP.

Isabella Aguirre Pansera

Graduanda em Medicina na Pontifícia Universidade Católica do Rio Grande do Sul (PUCRS). Voluntária da Iniciação Científica do Grupo de Pesquisa Alliance (Artificial Intelligence in Neuroscience).

Ives Cavalcante Passos

Professor do Departamento de Psiquiatria e Medicina Legal da Faculdade de Medicina da Universidade Federal do Rio Grande do Sul (UFRGS). Professor permanente do Programa de Pós-graduação em Psiquiatria e Ciências do Comportamento da UFRGS. Pós-doutorado na University of Texas Health Science Center at Houston (UTHealth), nos EUA. Coordenador do Programa de Transtorno Bipolar do Hospital de Clínicas de Porto Alegre da UFRGS (HCPA-UFRGS). Coordenador do Laboratório de Psiquiatria Molecular do HCPA-UFRGS. Coordenador do Grupo de Pesquisa Alliance (Artificial Intelligence in Neuroscience).

João Maurício Castaldelli Maia

Médico Psiquiatra no Instituto Perdizes do Hospital das Clínicas da Faculdade de Medicina da Universidade de São Paulo (Iper-HC-FMUSP). Orientador da Pós-Graduação (Doutorado e Mestrado) em Psiquiatria da FMUSP. Diretor de Pesquisa do Grupo de Estudos em Álcool e Drogas do Instituto de Psiquiatria do HC-FMUSP (Ipq-HC-FMUSP). Professor Associado do Departamento de Neurociência da Faculdade de Medicina do ABC. Professor adjunto assistente do Departamento de Epidemiologia da Mailman School of Public Health da Columbia University. Professor visitante da Escola de Ciências Médicas da Universidad Nacional de Asuncion. Editor associado da Nicotine and Tobacco Research, Brazilian Journal of Psychiatry, Frontiers in Public Health e Frontiers in Psychiatry.

Marcos Oliveira Carvalho Alves

Graduado em Medicina pela Universidade Federal da Bahia (UFBA). Residência em Psiquiatria no Hospital das Clínicas da Faculdade de Medicina da Universidade de São Paulo (HC-FMUSP).

Maria Alice de Mathis

Psicóloga colaboradora do Projeto Transtornos do Espectro Obsessivo-Compulsivo (PROTOC) da Faculdade de Medicina da USP (FMUSP). Mestre e Doutora pela FMUSP. Pós-doutorado na FMUSP.

Pedro Fonseca Zuccolo

Graduado em Psicologia pela Pontifícia Universidade Católica de São Paulo (PUC-SP). Especialista em Terapia Comportamental pelo Núcleo Paradigma de Análise do Comportamento (atual Instituto Par). Especialista em Neuropsicologia Clínica pelo Instituto de Psiquiatria do Hospital das Clínicas da Faculdade de Medicina da Universidade de São Paulo (IPq-HC-FMUSP). Mestre e Doutor em Psicologia Experimental pelo Instituto de Psicologia da USP. Pesquisador de Pós-doutorado no Departamento de Psiquiatria da FMUSP. Bolsista Fapesp.

Renatha El Rafihi Ferreira

Graduada em Psicologia pela Universidade Paulista (UNIP). Mestre em Análise do Comportamento pela Universidade Estadual de Londrina (UEL). Doutora em Psicologia Clínica pela Universidade de São Paulo (USP). Pós-doutorado na USP. Professora Doutora no Departamento de Psicologia Clínica do Instituto de Psicologia da USP. Orientadora do Programa de Pós-graduação em Psicologia Clínica do Instituto de Psicologia da USP.

Thiago Fernando da Silva

Graduado em Medicina pela Faculdade de Medicina da Universidade de São Paulo (FMUSP). Residência em Psiquiatria e Psiquiatria Forense pelo Instituto de Psiquiatria do Hospital das Clínicas da FMUSP (IPq-HC-FMUSP). Doutor em Ciências da Saúde pelo Instituto de Ensino e Pesquisa do Hospital Sírio-Libanês. Psiquiatra do Núcleo de Psiquiatria Forense e Psicologia Jurídica do Instituto de Psiquiatria do IPq-HC-FMUSP.

Sumário

Prefácio

Desde o nascimento, somos inundados por um fluxo constante de dados, inicialmente emanados de nossos próprios corpos e do pequeno ambiente que nos circunda. À medida que crescemos, aprendemos a interpretar e armazenar informações mais complexas, um processo essencial para o desenvolvimento do cérebro e da sociedade como um todo. A história da humanidade, assim, é marcada pela capacidade de aprender, interpretar e utilizar informações para transformar o ambiente e melhorar nossa qualidade de vida.

Embora hoje vivamos na chamada "era do *big data*", sempre estivemos cercados por grandes quantidades de dados. A diferença reside na nossa capacidade atual de coletar, processar e interpretar esses dados com o auxílio de técnicas de inteligência artificial, inaugurando uma nova era com o potencial de transformar nossa sociedade, inclusive na área da saúde mental.

Cada nova era introduz novas formas de pensar sobre as causas e o tratamento das doenças em face de problemas específicos, como o surto de cólera em Londres em 1854, as taxas crescentes de doenças crônicas não transmissíveis após a Segunda Guerra Mundial ou as altas taxas de transtorno mental que observamos nos dias de hoje. Mais importante ainda, cada nova era e seus problemas desafiam os pesquisadores a encontrar e desenvolver métodos analíticos para encontrar causas e melhorar o cuidado em saúde. Nesse sentido, a era do *big data* vem transformando o cuidado em saúde mental com a chegada de novas ferramentas, como os algoritmos de inteligência artificial, os *chatbots*, os aplicativos baseados em *smartphones* e na *web*, os dispositivos vestíveis e a telepsiquiatria.

Os algoritmos de *machine learning* do campo da inteligência artificial estão permitindo o florescimento da psiquiatria personalizada ou de precisão. Anteriormente, a capacidade de prever o desenvolvimento de transtornos mentais e desfechos clínicos graves, como o suicídio, parecia inalcançável. Tradicionalmente, os métodos de análise linear são úteis para entender os mecanismos das doenças psiquiátricas, mas ineficientes para realizar previsões acuradas, pois não consideram a complexidade das interações entre múltiplos fatores biológicos. Agora, com o uso de técnicas de inteligência artificial, que modelam essas interações complexas e muitas vezes não lineares, podemos predizer de maneira mais acurada quais pacientes podem desenvolver certas doenças ou determinar seus prognósticos. Essa evolução é evidenciada por estudos científicos recentes explorados neste livro.

A seleção de tratamento é outro aspecto da prática clínica que vem sendo aperfeiçoado com os algoritmos de inteligência artificial. Ensaios clínicos randomizados e metanálises nos ajudaram a identificar tratamentos eficazes, mas os métodos estatísticos tradicionais fornecem resultados médios em nível de grupo dentro de uma população. Por um lado, essa abordagem nos permite fazer generalizações amplas sobre uma população específica. Por outro lado, resultados significativos podem não representar um benefício real para alguns indivíduos.

Os pacientes que estão na sala de espera do nosso consultório frequentemente apresentam perfil de comorbidades, gravidade dos sintomas, grau de comprometimento funcional e até mesmo antecedentes culturais diferentes daqueles incluídos nos ensaios clínicos, e todos esses fatores podem desempenhar um papel na resposta ao tratamento. Os ensaios clínicos com algoritmos de inteligência artificial podem incluir diversos pacientes com critérios de inclusão menos restritos e ajudar no desenvolvimento de calculadoras para estratificar a probabilidade de resposta ao tratamento. Assim, os pacientes se beneficiariam de planos de tratamento mais precisos, evitando períodos prolongados de "tentativa e erro".

Aplicativos baseados em *smartphones* ou na *web* têm propiciado o avanço no monitoramento e tratamento de saúde, permitindo a coleta e o processamento de dados em tempo real. Eles oferecem medidas objetivas e fenótipos digitais que melhoram a compreensão da trajetória de doenças em nível individual. Por exemplo, variações nos sintomas e comportamentos são comuns entre consultas médicas em pacientes com transtornos mentais. No entanto, quando um paciente é questionado sobre sintomas, ele tende a se basear nos sintomas atuais e a extrapolar essa perspectiva para todo o período entre as duas consultas. Esses aplicativos facilitam um monitoramento contínuo, disponibilizando informações gráficas ao clínico e evitando o viés de memória.

Desde a coleta ativa de dados por meio de escalas digitais até a coleta passiva de dados sobre o tempo que um paciente passa em seu *smartphone*, como ele interage com mídias sociais, tom de voz, quantidade e qualidade do sono, tudo isso pode se tornar biomarcadores digitais, que podem ser usados por um clínico, por exemplo, para identificar precocemente um episódio depressivo. Além disso, os *chatbots* têm sido cada vez mais usados para promoção e cuidado da saúde mental, e a telepsiquiatria se popularizou no contexto da pandemia de Covid-19, diminuindo taxas de não comparecimento e reduzindo barreiras logísticas.

Outro ângulo interessante é o uso de tratamentos baseados em aplicativos. Nos últimos cinco anos, a Food and Drug Administration (FDA) tem aprovado aplicativos para tratar depressão, insônia e transtornos de uso de substâncias, iniciando a nova era de prescrições digitais. Esses aplicativos usam estratégias baseadas em psicoeducação, terapia cognitivo-comportamental, terapia comportamental dialética, entre outros tipos de psicoterapia estruturada. Muitos pesquisadores apontam o *smartphone* como um ótimo instrumento para capacitar os pacientes a gerenciar sua própria saúde diariamente. Pessoas que o sistema de saúde não consegue alcançar certamente se beneficiariam de uma abordagem barata, segura e rápida para obter *insights* clínicos.

Em 1854, John Snow, "pai da epidemiologia", utilizou as ferramentas da sua época para investigar as causas e potenciais intervenções terapêuticas relacionadas ao surto de cólera em Londres. Ao falar com as vítimas e desenhar um "mapa de pontos" para representar o aglomerado de casos, ele detectou que a origem do surto era a bomba-d'água pública localizada na Broad Street (agora Broadwick Street). Seus estudos sobre o padrão da doença estabeleceram que a cólera era transmitida pelo abastecimento de água, desafiando a teoria do miasma, paradigma vigente da época, que estabelecia que a etiologia de algumas doenças estava relacionada a um vapor nocivo. Seu trabalho não só ajudou a controlar o surto ao remover a manivela da bomba-d'água, impedindo assim o acesso à água contaminada, como fundamentou as práticas de saúde pública e a epidemiologia moderna, especialmente no controle de doenças transmitidas pela água.

Nos dias de hoje, os estudos do grupo Global Burden of Disease publicados na revista *The Lancet* demonstram que os transtornos de saúde mental permanecem entre as dez principais causas de prejuízo da saúde em todo o mundo, sem evidências de redução global desde 1990. É um desafio maior que o encontrado por John Snow, por outro lado dispomos de ferramentas mais sofisticadas. O primitivo "mapa de pontos" deu lugar à "matriz de dados", o papel e a caneta deram lugar a computadores e *smartphones* e a análise visual de dados e a inteligência humana receberam o auxílio da inteligência artificial.

IA na Psiquiatria: como a tecnologia pode ajudar no diagnóstico e no tratamento de transtornos mentais, organizado pelo brilhante professor e pesquisador André Russowsky Brunoni, sintetiza a literatura científica existente sobre os modos como as tecnologias baseadas em inteligência artificial podem beneficiar a psiquiatria. Os autores são verdadeiros líderes desse campo emergente, o que torna o livro fundamental para clínicos, pesquisadores e gestores que buscam entender qual será o impacto dessas novas tecnologias na psiquiatria.

Ives Cavalcante Passos
Psiquiatra e Professor do Departamento de Psiquiatria e
Medicina Legal da Faculdade de Medicina da Universidade
Federal do Rio Grande do Sul (UFRGS).

Apresentação

Bem-vindo à fronteira da inovação!

À medida que embarcamos na jornada por intermédio das páginas de *IA na Psiquiatria: como a tecnologia pode ajudar no diagnóstico e no tratamento de transtornos mentais*, adentramos um território onde a ciência e a tecnologia convergem de maneiras antes inimagináveis.

Este livro não é apenas uma obra; é uma ponte para o futuro, uma visão de como a inteligência artificial (IA) está redefinindo o campo da saúde mental e, mais especificamente, da psiquiatria. Destinado a profissionais de saúde, estudantes, pesquisadores e entusiastas da tecnologia, este trabalho busca iluminar as possibilidades que surgem na intersecção da IA com o cuidado e o entendimento da mente humana. Nele você será guiado por um panorama da transformação provocada por essa tecnologia nos diagnósticos, nos tratamentos e na gestão da saúde mental. Desde algoritmos que podem prever episódios depressivos com precisão sem precedentes até *chatbots* terapêuticos que oferecem apoio psicológico "24/7", são exploradas as mais recentes inovações e as maneiras como estão sendo aplicadas na prática clínica.

Seus dez capítulos foram cuidadosamente planejados para abranger os fundamentos da IA, as aplicações práticas na psiquiatria, estudos de caso, desafios éticos e considerações sobre o futuro da relação entre IA e saúde mental. Eles são escritos por especialistas na área, garantindo que o conteúdo seja não apenas informativo, mas também profundamente embasado na pesquisa de ponta e nas melhores práticas.

1

Inovação e saúde mental: perspectivas e desafios

André Russowsky Brunoni

INTRODUÇÃO

Inovação envolve a criação de patentes, produtos ou processos mais eficientes. Quando diversas inovações ocorrem rapidamente em uma área geográfica circunscrita, revoluções industriais acontecem. Elas levam à modificação dos meios de produção de uma sociedade, capaz de gerar mudanças econômicas e políticas. Historicamente, as revoluções industriais levaram, no longo prazo, a aumento da renda, do capital e da escolaridade das populações. Por outro lado, elas também costumam trazer um aumento da desigualdade socioeconômica e grande impacto ambiental. Até o momento, quatro revoluções industriais foram descritas. A primeira, a segunda e a terceira caracterizam-se pelo uso de máquinas a vapor, pela produção em massa e pela eletrônica, respectivamente, e ocorreram no início do século XIX e no início e na metade do século XX.

A quarta revolução industrial, ou Indústria 4.0 (I4), começou na década de 2010 e está em curso. Ela é caracterizada pela capacidade de gerar, transmitir e processar dados de todos os tipos, em grande quantidade e de maneira rápida. Nesse processo, nos últimos 20 anos, a quantidade de dados gerados pela humanidade, a velocidade de transmissão deles e a capacidade de processá-los cresceram, respectivamente, 50 (de 1 para 50 ZB), 10 milhões (de 2 KB/s para 20 GB/s) e 1 milhão (1 TFLOP para 1 EFLOP) de vezes.[1] Com essa revolução, foram introduzidos novos conceitos, como inteligência artificial; *big data*; internet das coisas; computação em nuvem; realidades virtuais, aumentadas e imersivas (*Web* 3.0 ou metaverso); criptografia de dados padrão SHA-256 (*blockchain*); impressão e manufatura tridimensional (3D); conectividade de alta velocidade e sem fio; e nanominiaturização. Em conjunto, essas ferramentas proporcionam uma escalabilidade (com a redução de custos marginais) sem precedentes, eliminando várias etapas intermediárias e tornando processos mais rápidos, simplificados e eficientes.

PERSPECTIVAS DA INOVAÇÃO EM SAÚDE MENTAL

Em 2022, a Organização Mundial da Saúde (OMS) publicou o relatório *World health mental report,*[2] que discute desafios globais da saúde mental e maneiras de transformar os cuidados na área. Os caminhos incluem aumentar a compreensão social sobre a importância da saúde mental na vida das populações, transformar os ambientes que influenciam a saúde mental e aumentar os cuidados em saúde mental. Ao longo desses caminhos, várias oportunidades são apresentadas.

Em termos de assistência, a inovação pode proporcionar um cuidado mais humanizado e inclusivo às pessoas com transtornos mentais. Com menos tempo despendido em tarefas burocráticas, profissionais de saúde mental poderão investir mais tempo em desenvolver melhores vínculos terapêuticos, realizar anamneses mais detalhadas e adquirir ou aprimorar novas competências e conhecimentos.

Aplicativos e vestíveis (chamados de *mobile Health* – mHealth), inteligência artificial, realidade virtual e biotecnologia difundem-se rapidamente na medicina. Por exemplo, algoritmos utilizando aprendizagem de máquina já atingem 98% de acurácia para detecção de retinopatia diabética a partir de uma imagem de fundo de olho da retina.[3] O desenvolvimento de biossensores implantáveis responsivos permite o ajuste da liberação de insulina de acordo com níveis glicêmicos séricos medidos em tempo real.[4] Por sua vez, *smartwatches* comercialmente disponíveis conseguiram identificar padrões de pulso irregulares e fibrilação atrial em indivíduos assintomáticos,[5] além de monitorar padrões fisiológicos como variabilidade da frequência cardíaca, movimento e quantidade de sono em tempo real e com razoável precisão. Na pandemia, os produtos da Indústria 4.0 permitiram a predição de novos surtos infecciosos, teleatendimento e encontros *online*, comunicação entre sistemas de saúde, serviços de localização em aplicativos para informar a presença de casos positivos na comunidade e impressão 3D de equipamentos sanitários de segurança.[6]

A tecnologia digital também vem oferecendo novas oportunidades para a promoção em saúde mental,[7] sobretudo por sua viabilidade, aceitabilidade e custo-benefício. Sua incorporação, assim, pode auxiliar na resolução de demandas reprimidas, prevenindo o adoecimento e aliviando a sobrecarga do sistema de saúde. Estão disponíveis, atualmente, centenas de aplicativos[8] que proporcionam psicoeducação, reforçam a adesão terapêutica e utilizam avatares que oferecem diversas abordagens psicoterápicas ou psicológicas, como terapia cognitivo-comportamental, ativação comportamental, *mindfulness* e técnicas de manejo da ansiedade e do sono. Os aplicativos de saúde mental permitem que pacientes identifiquem e manejem seus próprios sintomas.[9] A difusão desses aplicativos pode aumentar a alfabetização em saúde mental,[10] reduzindo o estigma[11] e auxiliando no reconhecimento de sintomas mentais para que haja a procura precoce de ajuda. Em grupos vulneráveis, como idosos e jovens lésbicas, *gays*, bissexuais, transgêneros, *queer*, intersexuais, aliados (LGBTQIA+), intervenções que aumentem a alfabetização em saúde mental podem trazer ganhos ainda maiores. Além disso, dados organizados em registros eletrônicos simplificam a gestão de prontuários. Um estudo de 2015 do sistema de saúde inglês mostrou que quase 30% do tempo de consulta de um médico geral é gasto em tarefas burocráticas, e não em cuidados de pacientes.[12] Entre as nove propostas apresentadas pelo documento, cinco estão ligadas a tecnologias relacionadas ao uso de aplicativos, automatização, teleatendimento e coleta simplificada de dados. Enquanto, o desenvolvimento de algoritmos pode auxiliar no diagnóstico, no tratamento e no acompanhamento dos pacientes, o uso da telemedicina em psiquiatria já é um caminho sem volta, promovendo maior conforto, segurança e escalabilidade ao tratamento dos pacientes.

Apesar de a maior parte dos aplicativos de saúde mental não ter sido testada em ensaios clínicos aleatorizados, já há alguns que cumpriram todas as etapas regulatórias para uso clínico (TRL nível 9). Em novembro de 2018, o reSET-O®, desenvolvido para o tratamento de dependência de opioides usando técnicas cognitivo-comportamentais, foi o primeiro aplicativo aprovado pela Food and Drug Administration (FDA) para uso em saúde mental.[13] A mesma empresa obteve, um ano depois, nova aprovação da FDA, dessa vez para o uso do aplicativo Somryst® para insônia crônica.[14] Por sua vez, o EndeavorRX® é um *videogame* planejado para tratar o transtorno do déficit de atenção e hiperatividade e foi aprovado em 2020.[15] Por fim, o NightWare® é um relógio digital utilizado para tratar pesadelos causados pelo transtorno do estresse pós-traumático, por meio do monitoramento da experiência fisiológica do paciente enquanto está dormindo,[16] que identifica quando o sujeito está tendo pesadelos ou sonhos perturbadores e utiliza vibrações para acordá-lo.

A fenotipagem digital[17] é outra tecnologia inovadora que merece destaque. Ela permite a aferição ecológica do comportamento utilizando dados coletados por dispositivos móveis. A coleta ativa de dados (*ecological momentary assessment*) questiona diretamente o paciente sobre seu estado físico e psíquico, havendo diversos aplicativos desenvolvidos para esse fim. Em nível de prontidão tecnológica ainda inicial, acredita-se que essa tecnologia poderá permitir o uso de instrumentos presentes em celulares, como actígrafos, acelerômetros e GPS (do inglês *global positioning system*), para extrair informações clinicamente relevantes. Propõe-se que essas ferramentas detectem, por exemplo, o padrão de estresse a partir do padrão de uso do telefone celular, a identificação de exposição a risco para *binge drinking* por geolocalização e a identificação de intoxicação por opioides de acordo com o padrão respiratório, captado pelo microfone.

Além disso, a psiquiatria intervencionista traz inovações metodológicas e terapêuticas que podem ser de grande valia para os pacientes. A estimulação elétrica transcraniana, por exemplo, pode ser usada de maneira remota e autoaplicável, sendo adequada para uso domiciliar.[18] Trata-se de uma intervenção aprovada para uso clínico desde 2010 que tem como mecanismo de ação a modulação de circuitos cerebrais por meio de pulsos eletromagnéticos fornecidos por uma bobina posicionada na região-alvo que se deseja estimular. Atualmente essa técnica é aprovada para uso para depressão, transtorno obsessivo-compulsivo e dependência de tabagismo. A indução de crises convulsivas com pulsos eletromagnéticos – técnica denominada magnetoconvulsoterapia (MST)[19] – pode ser uma alternativa eficaz à eletroconvulsoterapia, produzindo menos efeitos colaterais. Ainda, a estimulação do nervo vago (VNS) é uma intervenção que consiste no implante de um marca-passo que descarrega pulsos elétricos no nervo vago, levando a um efeito antidepressivo no longo prazo. Por fim, a cetamina[20] é uma intervenção farmacológica injetável por bomba de infusão que pode ser realizada em ambiente hospitalar. De alta eficácia, seu uso clínico se expandiu rapidamente em poucos anos. Por apresentar efeitos muitas vezes transitórios, é mais bem-indicada para pacientes com quadros agudos e com ideação suicida.

DESAFIOS DA INOVAÇÃO EM SAÚDE MENTAL

Apesar do grande potencial da Indústria 4.0 para revolucionar a saúde mental, ainda há muitos desafios a serem superados. Um dos principais desafios é a acessibilidade. As tecnologias inovadoras, como aplicativos e dispositivos vestíveis, podem ser caras e inacessíveis para muitas pessoas, especialmente em países em desenvolvimento. Além disso, a falta de alfabetização digital e de conectividade à internet podem limitar o uso dessas tecnologias por parte da população.

Outro desafio importante diz respeito à qualidade e à confiabilidade das ferramentas digitais. A maioria dos aplicativos de saúde mental não foi testada em ensaios clínicos rigorosos e há o risco de que alguns desses aplicativos possam ser ineficazes ou até mesmo prejudiciais. É importante que haja maior regulamentação e controle sobre o desenvolvimento e a comercialização de aplicativos de saúde mental.

Ainda há desafios relacionados à privacidade e à segurança de dados. A coleta e o armazenamento de dados de saúde mental podem ser um risco para a privacidade dos pacientes. É importante que haja medidas robustas para proteger os dados dos pacientes contra acesso não autorizado e uso indevido.

Por fim, é importante considerar os aspectos éticos e sociais da Indústria 4.0 na saúde mental. É importante que as tecnologias sejam utilizadas de forma ética e responsável, e que não contribuam para o aumento da desigualdade social ou para a estigmatização das pessoas com transtornos mentais.

CONCLUSÃO

Em conclusão, a inovação em saúde mental abre um leque de possibilidades para transformar o cuidado e o apoio a pessoas com transtornos mentais, oferecendo ferramentas mais facilmente disponíveis, personalizadas e eficientes. A adoção de tecnologias como aplicativos móveis, inteligência artificial, realidade virtual, entre outras, tem o potencial de melhorar significativamente a qualidade de vida dos pacientes, reduzir o estigma associado às doenças mentais e otimizar os recursos do sistema de saúde. Contudo, é fundamental que essas inovações sejam acompanhadas de rigorosos processos de validação clínica e adaptações regulatórias para assegurar sua eficácia e segurança. O caminho à frente é desafiador, mas as recompensas potenciais para pacientes, profissionais de saúde e sociedade como um todo são imensuráveis, sinalizando a entrada em uma nova era no tratamento da saúde mental.

REFERÊNCIAS BIBLIOGRÁFICAS

1. The Economist. Data is giving rise to a new economy. 6 mai. 2017. Disponível em: https://www.economist.com/briefing/2017/05/06/data-is-giving-rise-to-a-new-economy. Acesso em: 24 mar. 2024.
2. World Health Organization. World mental health report: transforming mental health for all. 16 jun. 2022. Disponível em: https://www.who.int/publications/i/item/9789240049338. Acesso em: 24 mar. 2024.
3. Bellemo V, Lim ZW, Lim G, Nguyen QD, Xie Y, Yip MYT, et al. Artificial intelligence using deep learning to screen for referable and vision: threatening diabetic retinopathy in Africa: a clincal validation study. Lancet Digital Health. 2019;1(1)e35:e-44. Disponível em: https://pubmed.ncbi.nlm.nih.gov/33323239. Acesso em: 24 mar. 2024.
4. Benhamou P-Y, Franc S, Reznik Y, Thivolet C, Schaepelynck P, Renard E, et al. Closed-loop insulin delivery in adults with type 1 diabetes in real-life conditions: a 12-week multicentre, open-label randomised controlled crossover trial. Lancet Digit Health. 2019;1(1)e17:e25. Disponível em: https://pubmed.ncbi.nlm.nih.gov/33323237. Acesso em: 24 mar. 2024.
5. Perez MV, Mahaffey KW, Hedlin H, Rumsfeld JS, Garcia A, Ferris T, et al. Large-scale assessment of a smartwatch to identify atrial fibrillation. N Engl J Med. 2019;381(20):1907-17. Disponível em: https://pubmed.ncbi.nlm.nih.gov/31722151. Acesso em: 24 mar. 2024.
6. Rudrapati R. Using industrial 4.0 techologies to combat the covid-19 pandemic. Ann Med Surg (Lond). 2022;78:103811. Disponível em: https://www.ncbi.nlm.nih.gov/pmc/articles/PMC9121692. Acesso em: 24 mar. 2024.
7. Eells TD, Barrett MS, Wright JH, Thase M. Computer-assisted cognitive-behavior therapy for depression. Psycotherapy (Chic). 2014;51(2):191-7. Disponível em: https://pubmed.ncbi.nlm.nih.gov/24059735. Acesso em: 24 mar. 2024.

8. Larsen ME, Huckvale K, Nicholas J, Torous J, Birrell L, Li E, et al. Using science to sell apps: evaluation of mental health app store quality claims. NPJ Digital Medicine. 2019 mar. 22. Disponível em: https://www.nature.com/articles/s41746-019-0093-1. Acesso em: 24 mar. 2024.
9. Bush NE, Armstrong CM, Hoyt TV. Smartphone apps for psychological health: a brief state of the science review. Psychol Services. 2019;16(2):188-95. DOI:10.1037/ser0000286.
10. Amado-Rodríguez ID, Casañas R, Mas-Expósito L, Castellví P, Roldan-Merino JF, Casas I, et al. Effectiveness of mental health literacy programs in primary and secondary schools: a systematic review with meta-analysis. Children (Basel). 2022;9(4):480. Disponível em: https://pubmed.ncbi.nlm.nih.gov/35455524. Acesso em: 24 mar. 2024.
11. Withers M, Jahangir T, Ran M-S. Reducing stigma associated with mental health problems among university students in the Asia-Pacific: a video content analysis of student-driven proposals. Inte J Social Psychiatry. 2022;68(4):827-35. DOI:10.1177/00207640211007511.
12. Clay H, Stern R. Making time in general practice. out. 2015. Disponível em: https://primarycarefoundation.co.uk/images/PrimaryCareFoundation/Downloading_Reports/PCF_Press_Releases/Making-Time-in_General_Practice_FULL_REPORT_28_10_15.pdf. Acesso em: 10 abr. 2024.
13. US Food and Drug Administration. FDA permits marketing of mobile medical application for substance use disorder. 14 set. 2017. Disponível em: https://www.fda.gov/news-events/press-announcements/fda-permits-marketing-mobile-medical-application-substance-use-disorder. Acesso em: 24 mar. 2024.
14. Morin CM. Profile of Somryst prescription digital therapeutic for chronic insomnia: overview of safety and efficacy. Expert Rev Med Devices. 2020;17(12):1239-48. Disponível em: https://pubmed.ncbi.nlm.nih.gov/33226269. Acesso em: 24 mar. 2024.
15. Canady VA. FDA approves first video game Rx treatment for children with ADHD. Mental Health Weekly. 26 jun. 2020. Disponível em: https://onlinelibrary.wiley.com/doi/abs/10.1002/mhw.32423. Acesso em: 24 mar. 2024.
16. NightWare. Home page. Disponível em: https://nightware.com. Acesso em: 24 mar. 2024.
17. Torous J, Bucci S, Bell IH, Kessing LV, Faurholt-Jepsen M, Whelan P, et al. The growing field of digital psychiatry: current evidence and the future of apps, social media, chatbots, and virtual reality. World Psychiatry. 2021;20(3):318-35. Disponível em: https://pubmed.ncbi.nlm.nih.gov/34505369. Acesso em: 24 mar. 2024.

18. Borrione L, Suen PJC, Razza LB, Dos Santos LA, Sudbrack-Oliveira P, Brunoni AR. The Flow brain stimulation headset for the treatment of depression: overview of its safety, efficacy and portable design. Expert Rev Med Devices. 2020;17(9):867-78. Disponível em: https://pubmed.ncbi.nlm.nih.gov/32820677. Acesso em: 24 mar. 2024.
19. Daskalakis ZJ, Dimitrova J, McClintock SM, Sun Y, Voineskos D, Rajji TK, et al. Magnetic seizure therapy (MST) for major depressive disorder. Neuropsychopharmacology. 2020;45(2):276-82. Disponível em: https://pubmed.ncbi.nlm.nih.gov/31486777. Acesso em: 24 mar. 2024.
20. Zanos P, Gould TD. Mechanisms of ketamine action as an antidepressant. Mol Psychiatry. 2018;23(4):801-11. Disponível em: https://pubmed.ncbi.nlm.nih.gov/29532791. Acesso em: 24 mar. 2024.

2

Questões éticas sobre tecnologia e digitalização

Thiago Fernando da Silva

INTRODUÇÃO

A World Psychiatric Association (WPA), em um editorial sobre o futuro da psiquiatria no século XXI, aponta ou psiquiatria digital como uma das áreas prioritárias a serem desenvolvidas ao longo dos próximos anos.[1]

Desde o uso de *smartphones* e aparelhos de realidade virtual até o desenvolvimento de métodos de coleta e análise de grandes volumes de dados (*big data*), passando pelos progressos no campo da inteligência artificial (IA), há uma miríade de possibilidades para a psiquiatria. Sabe-se, no entanto, que apesar das grandes esperanças que essas novas tecnologias podem proporcionar, é fundamental entender os limites dessas possibilidades e todos os aspectos éticos envolvidos, a fim de garantir o melhor cuidado aos pacientes e proporcionar o desenvolvimento de uma sociedade mais justa. Entre os diversos fatores irão impactar o uso dessas tecnologias, estão o engajamento de pacientes e profissionais de saúde mental, a validade clínica, o impacto econômico e os aspectos éticos.[1]

A atividade cerebral é a base de nossos sistemas cognitivos e afetivos e é tão importante para nossas vidas que em muitos países a morte é definida legalmente como sua cessação irreversível. Por sua vez, a relação direta da atividade cerebral com as noções de identidade, liberdade de pensamento, privacidade, autonomia e bem-estar global demanda profunda a análise das implicações éticas e legais da capacidade de registrar e modular essa atividade cerebral, por meio de dispositivos ou procedimentos definidos de forma global, como a neurotecnologia.[2] O termo "neurotecnologia" pode ser entendido como o conjunto de dispositivos e instrumentos capazes de acessar, monitorizar, investigar, manipular e emular a estrutura e o funcionamento do sistema neurológico de seres humanos.[3] Essa acepção será adotada ao longo deste capítulo.

A neuroética é o campo do conhecimento que analisa os problemas e as consequências do ponto de vista ético que surgem com os avanços científicos do estudo do cérebro, incluindo aspectos envolvidos na pesquisa e na aplicação prática dessas pesquisas em seres humanos.[4] O uso das neurotecnologias está associado com grande incerteza sobre seus riscos e benefícios, com grande potencial de afetar a bioética, tanto na teoria quanto na prática. Uma das principais preocupações é o acesso às novas tecnologias, que tem grandes desdobramentos com relação aos princípios bioéticos de justiça e equidade.

Todos os avanços tecnológicos nessa área trouxeram e trazem preocupações para profissionais de saúde mental, operadores do direito, eticistas, organizações internacionais e a comunidade global de direitos humanos. Nesse sentido, em conformidade com diversas publicações sobre o tema, como o relatório da Organização das Nações Unidas para a Educação, Ciência e Cultura (Unesco) sobre os aspectos éticos da neurotecnologia,[2] o Conselho de Direitos Humanos da Organização das Nações Unidas (ONU) solicitou a seu Comitê Consultivo a preparação de um estudo abrangente sobre o assunto.[3] O Comitê de Bioética Internacional da Unesco, por sua vez, recomendou, entre diversas orientações, a adaptação dos instrumentos atuais de direitos humanos e a proclamação de novos direitos humanos em uma Declaração Universal dos Direitos Humanos e Neurotecnologia.[5]

NEURODIREITOS

Em 2017 um grupo com diversos especialistas reuniu-se na Universidade Columbia, em Nova York, para debater os possíveis problemas éticos que podem surgir com o uso das neurotecnologias. Pelo fato de o evento ter sido sediado no *campus* de Morningside Heights, o grupo passou a ser chamado de Grupo de Morningside. A partir dessas discussões, surgiu a primeira proposta de ampliação dos direitos humanos para a inclusão dos chamados neurodireitos[6] e foi criada a The Neurorights Foundation,[7] associação impulsionada pelo neurocientista Rafael Yuste, diretor do Centro de Neurotecnologia da Universidade Columbia em Nova York, que tem como missão discutir o tema e propor mudanças legislativas ao redor do mundo. Os cinco neurodireitos propostos estão apresentados no Quadro 1.

QUADRO 1 Neurodireitos propostos pelo Grupo de Morningside

1. Direito à privacidade mental: os dados da atividade cerebral das pessoas não podem ser utilizados sem consentimento.
2. Direito à identidade pessoal: as neurotecnologias não devem alterar o sentido do "eu" das pessoas.
3. Direito ao livre-arbítrio: as pessoas devem ser capazes de tomar decisões livremente, sem manipulação neurotecnológica.
4. Direito ao acesso equitativo às neurotecnologias: a melhoria das capacidades cerebrais deve estar disponível a todos.
5. Direito à proteção contra os vieses: os indivíduos não podem ser discriminados a partir de dados obtidos por meio das neurotecnologias.

Fonte: elaborado pelo autor.

Pouco tempo depois, em 2021, o Chile foi o primeiro país do mundo a aprovar uma emenda constitucional com o objetivo de resguardar os neurodireitos.[8] A lei chilena afirma que:

> O desenvolvimento científico e tecnológico estará a serviço das pessoas e será realizado com respeito à vida e à integridade física e psicológica. A lei regulará os requisitos, condições e restrições para sua utilização em pessoas, devendo especialmente proteger a atividade cerebral, bem como as informações provenientes dela.[8]

Depois, o Brasil também assumiu uma posição de protagonismo no assunto, sendo o segundo país no mundo a propor reforma constitucional para essa finalidade. Uma proposta de emenda à Constituição (PEC n. 29) foi apresentada por senadores de diferentes partidos e protocolada em junho de 2023 com o objetivo de proteger a integridade e a privacidade dos dados mentais de usuários de equipamentos neurotecnológicos.[9] Essa proposta de emenda constitucional visa incluir um novo inciso no artigo 5º da Constituição Federal brasileira, determinando que "o desenvolvimento científico e tecnológico assegurará a integridade mental e a transparência algorítmica nos termos da lei".

Os argumentos apresentados no texto dessa proposta são os seguintes:

> Fato é que o desenvolvimento da ciência e da tecnologia impacta a vida em sociedade e o sujeito humano de maneiras por vezes pouco visíveis e previsíveis. Novos espaços axiológicos, éticos e de ação humana estão sendo criados a partir do intenso desenvolvimento da neurotecnologia – com a evolução das técnicas de interface conectiva entre o cérebro e a máquina – e da consolidação do uso de algoritmos de inteligência artificial nas relações cotidianas entre o ser humano e os sistemas computacionais, especialmente em situações que envolvem processos decisórios.
>
> (...)
>
> Como se vê, tratam-se de evoluções tecnológicas e científicas que vão além da proteção de dados pessoais já inserida dentre os direitos fundamentais de nossa Constituição, pois dizem respeito à própria integridade psíquica e física do ser humano – são verdadeiros neurodireitos. São mudanças que naturalmente reverberam na ordem jurídica e nos direitos humanos, tornando essencial a expansão da compreensão jurídica e normativa da dignidade humana nesse novo contexto digital, a fim de garantir que, ao se reconhecer o existente dinamismo tecno-social com o sujeito humano, o desenvolvimento científico e tecnológico se dê a serviço da pessoa humana e com respeito à vida, à igualdade e à liberdade.

Também em 2023 a Assembleia Legislativa do Rio Grande do Sul aprovou uma emenda que alterou o parágrafo único do artigo 235 da Constituição do Estado do Rio Grande do Sul, tratando dos neurodireitos. O parágrafo passou a ter a seguinte redação:

> A política e a pesquisa científica e tecnológica basear-se-ão no respeito à vida, à saúde, à dignidade humana, à integridade mental do ser humano e aos valores culturais do povo, na proteção, controle e recuperação do meio ambiente, e no aproveitamento dos recursos naturais.[10]

PRIVACIDADE MENTAL

Enquanto nosso corpo pode ser facilmente dominado e controlado por terceiros, nossa mente (pensamentos, crenças e convicções) ainda é dificilmente alvo de controle direto externo. Com o desenvolvimento tecnológico, no entanto, abre-se uma delicada possibilidade de acesso a componentes de informação mental. Assim, apesar dos benefícios para a sociedade e indivíduos advindos de pesquisas nesse campo, surge um perigoso precedente de ameaças para a liberdade da mente e a capacidade dos indivíduos de controlar de forma livre seu comportamento.

Criado nesse contexto, o conceito de privacidade mental refere-se à proteção explícita dos indivíduos contra a intrusão não consentida de terceiros em suas informações mentais (sejam elas obtidas por acesso direto aos conteúdos mentais ou de maneira indireta, por meio de dados relativos a conteúdos cognitivos e afetivos), bem como contra a coleta não autorizada dessas informações.[11]

Os limites atuais da capacidade tecnológica ainda não permitem a obtenção dessas informações, mas já há relatos de tentativas de obter dados confidenciais, como senhas de cartões de crédito ou endereço de residência, por meio de dispositivos de interface com o cérebro, utilizando tecnologia já existente, como o eletroencefalograma.[12] Muito antes, no entanto, em uma decisão judicial de 1966, o juiz da Suprema Corte americana William Orville Douglas já alertava para perigos dessa natureza:

> Chegará o tempo em que ninguém poderá ter certeza se suas palavras estão sendo registradas para uso em algum momento futuro; quando todos temerão que seus pensamentos mais secretos já não sejam mais seus [...] quando as conversas mais confidenciais e íntimas estiverem sempre abertas a ouvidos ávidos e curiosos. Quando esse momento chegar, a privacidade, e com ela a liberdade, terão desaparecido".[12]

Atualmente, o uso de tecnologias como os implantes cerebrais pode dar acesso a informações sobre o funcionamento cerebral, o que cria a possibilidade de se transmitir essas informações a terceiros. A discussão sobre o acesso a tais informações é um imperativo ético importante, já que as consequências podem ser desastrosas. Pode ocorrer, por exemplo um compartilhamento não consentido com seguros de saúde ou até mesmo com autoridades policiais. Assim, alguns autores já debatem como essas informações podem ser utilizadas para prejudicar os usuários de neurotecnologias, como seguradoras de saúde que podem, com base nesses dados e a fim de reduzir custos, e barrar o acesso a diversos tratamentos.[12,13]

Merece destaque entre as discussões atuais nesse campo o uso de *smartphones*. Estima-se que em 2020 cerca de 80% da população adulta possuía algum aparelho,[1] com grande utilização entre indivíduos com algum transtorno psiquiátrico.[14] Os *smartphones* são apenas uma primeira onda de dispositivos que podem ser utilizados para a saúde mental, com um uso cada vez maior de outras tecnologias, como aparelhos de realidade virtual e sensores vestíveis, capazes de registrar dados de saúde como frequência cardíaca, temperatura corporal, frequência respiratória, saturação de oxigênio ou níveis de glicemia. Essas informações podem ser utilizadas como auxílio ao diagnóstico de transtornos psiquiátricos, em um processo chamado de fenotipagem digital,[1] obtido a partir de dados relativos a comportamento, humor e cognição. Uma análise de diversos aplicativos de coleta de dados de saúde encontrou diversas preocupações com relação à privacidade dos dados obtidos por esses dispositivos, desde a transmisão não segura de informações confidenciais até a completa ausência de informações relativas à privacidade dos dados.[15]

A proteção da privacidade é um aspecto central das democracias modernas. Garantir que nossas informações de saúde não estejam acessíveis de forma livre e indiscriminada, sem qualquer regulação, por governos, empresas ou qualquer pessoa é um direito fundamental que deve ser discutido à luz das novas tecnologias.

IDENTIDADE PESSOAL

O direito à identidade pessoal ancora-se na ideia de que as neurotecnologias não devem alterar o sentido do "eu" das pessoas. Nossa identidade é caracterizada por um senso de continuidade e estabilidade ao longo do tempo, e é formada por uma sobreposição de diferentes instâncias psíquicas, como memórias, desejos, consciência e características de personalidade. É inegável, portanto, que o cérebro seja um ponto central de nossa identidade, pois articula de forma dinâmica e complexa essas diferentes facetas ao longo do tempo. Assim, o uso de técnicas que possam modular o funcionamento do cérebro tem o potencial de modificar a própria percepção de identidade de um indivíduo.

Uma modificação dessa natureza pode ser benéfica, como no caso de pacientes com diagnóstico de transtorno obsessivo-compulsivo (TOC) submetidos à estimulação cerebral profunda para controle de sintomas refratários aos tratamentos habituais. Como resultado desse tratamento, pode ocorrer uma mudança do campo existencial do paciente, que deixa de apresentar pensamentos obsessivos egodistônicos.[16] Essa mudança na identidade do paciente, tem o potencial de ampliar suas possibilidades de pensamento, que passa a estar livre de sintomas incapacitantes.

Há na literatura, no entanto, relatos de pacientes que vivenciaram mudanças profundas em sua identidade após o uso de neurotecnologias. Em um estudo que avaliou as vivências de 29 pacientes com doença de Parkinson avançada submetidos a procedimento invasivo de neuroestimulação (estimulação do núcleo subtalâmico),[17] além da grande melhora observada com relação aos sintomas motores da doença, a maior parte dos pacientes apresentou alterações significativas em seu funcionamento mental, principalmente com relação à identidade. Uma das pacientes, uma mulher de 38 anos, apresentava o seguinte discurso antes do procedimento: "Combater a doença deu significado à minha vida. Espero que o tratamento me permita seguir em frente com minha vida e meus projetos". Após 18 meses de tratamento, mesmo com uma melhora de 75% do sintomas motores, houve grande piora funcional global. Ela não era mais capaz de trabalhar e perdeu a inspiração para o trabalho e para a vida de maneira geral. Após esse período, em uma das avaliações, ela disse: "Agora eu me sinto igual a uma máquina, perdi minha paixão. Eu não me reconheço mais".

Esse relato ajuda a demonstrar que a identidade é um fenômeno complexo, mas ainda não existem estudos suficientes sobre o impacto que essas intervenções podem provocar no senso de identidade dos indivíduos. Esse tema é complexo, já que o senso de identidade dos indivíduos também está atrelado à experiência de adoecimento e convivência com sintomas por um longo período. Ao ocorrer uma mudança abrupta do padrão de sintomas, há risco de perturbação de um senso profundo de identidade, com consequências deletérias e possivelmente irreversíveis. Os pacientes podem se sentir mais autênticos com a doença do que sem ela, indicando uma relação complexa entre saúde e doença.

Outro relato na literatura também oferece uma visão sobre essa complexa questão da identidade e sua relação com intervenções neurotecnológicas. Trata-se do caso de um paciente de 43 anos com síndrome de Tourette submetido ao procedimento de estimulação cerebral profunda por conta da gravidade dos sintomas e do perfil de efeitos colaterais que apresentou com as medicações de primeira linha de tratamento.[18] O procedimento foi bem-sucedido no que diz respeito à redução de sintomas e o paciente aprendeu a ajustar os parâmetros de estimulação para melhor controle deles; no entanto, 12 meses após o procedimento, ele desenvolveu um quadro dissociativo associado ao aumento de parâmetros da estimulação. Segundo o relato dos pesquisadores, ao aumentar a intensidade da estimulação o paciente se encolhia ansiosamente em um canto, cobrindo o rosto com as mãos. Além disso, ele passava a falar com uma voz aguda e infantil, insistindo repetidamente que não era culpado. Suas frases tornavam-se breves e gramaticalmente incorretas e quando alguém se aproximava, ele chutava ferozmente, pois dizia temer ser jogado no porão. Quando a intensidade do estímulo era reduzida, o paciente retornava ao seu padrão normal de funcionamento e não era capaz de se lembrar exatamente do que havia ocorrido, embora pudesse afirmar que havia sido tomado por memórias ruins de sua infância. Esse caso demonstra o quanto um procedimento capaz de alterar o funcionamento cerebral é diretamente responsável por interferir no senso de identidade de um indivíduo, com efeitos profundos em sua memória e seu comportamento.

LIVRE-ARBÍTRIO

Poucos temas foram tão debatidos na história da humanidade quanto a questão do livre-arbítrio. No que diz respeito ao escopo deste capítulo, a noção de livre-arbítrio está relacionada com a ideia de que seres humanos têm a capacidade de escolher, de forma autônoma, entre diferentes alternativas de ação.[19] Nesse sentido, o termo "autonomia" contrasta com as influências "heterônomas", que se originam de fatores externos causais, como as ações de outros indivíduos. A ideia do livre-arbítrio é a de que, apesar de estarmos o tempo todo sujeitos a ações externas, temos autonomia para tomar nossas decisões.

Uma das linhas de discussão sobre o livre-arbítrio consiste em dividi-lo em dois aspectos distintos: liberdade de ação e liberdade da vontade (ou de escolha). A liberdade de ação refere-se à capacidade de agir de acordo com alguma escolha já feita. O filósofo escocês David Hume define essa liberdade da seguinte maneira:

> Por liberdade, então, só nos é possível entender um poder de agir ou não agir, de acordo com as determinações da vontade; isto é, se escolhermos ficar parados, podemos assim ficar, e se escolhermos nos mover, também podemos fazê-lo. Ora, essa liberdade hipotética é universalmente admitida como pertencente a todo aquele que não esteja preso ou acorrentado. Não há aqui, portanto, matéria para disputas.[20]

Já a liberdade da vontade é mais complexa e gera inúmeros debates filosóficos e científicos. Uma das suas possibilidades de interpretação é chamada de libertarianismo, que defende a noção de que o agente humano é uma causa especial, autônoma e "imanente" – distinta das causas físicas, "transeuntes". Roderick Chisholm resumiu essa visão da seguinte maneira:

> Se considerarmos apenas objetos naturais inanimados, podemos dizer que a causação, se ela ocorre, é uma relação entre eventos ou estados de coisas [*states of affairs*]. O rompimento da represa foi um evento que foi causado por um conjunto de outros eventos – a represa ser fraca, a enchente ser forte, e assim por diante. Mas se um homem é responsável por um determinado feito, então, se o que eu disse for verdadeiro, há algum evento ou conjunto de eventos que é causado não por outros eventos ou estados de coisas, mas pelo próprio homem, pelo agente, o que quer que ele seja. [...] Podemos dizer que a mão foi movida pelo homem, mas também podemos dizer que o movimento da mão foi causado pelo movimento de certos músculos; e podemos dizer que o movimento dos músculos foi causado por certos eventos que tiveram lugar dentro do cérebro. Mas algum evento, e presumivelmente algum daqueles que tiveram lugar dentro do cérebro, foi causado pelo agente e não por quaisquer outros eventos.[21]

Essa visão tem relação com a ideia de que a mente é um produto da matéria e, portanto, o agente causador emerge de uma determinada configuração cerebral. Apesar de algumas discussões subsequentes questionarem se o livre-arbítrio não seria uma ilusão, com referências a um famoso experimento de Benjamin Libet da década de 1980, que identificou que 300 milissegundos antes de um indivíduo decidir conscientemente mexer sua mão era possível notar a alteração em seu traçado de eletroencefalograma, o paradigma do livre-arbítrio permanece como uma peça central de nossos ordenamentos jurídicos modernos, com especial ênfase no sistema de justiça criminal.

Nesse contexto, alguns autores afirmam, de maneira categórica, que o conhecimento científico atual é capaz somente de revelar como o livre-arbítrio funciona em nossos cérebros e como os mecanismos neurológicos dão origem ao nosso senso de responsabilidade de nossas ações.[22] Outros são até mais enfáticos e defendem que a questão do livre-arbítrio é meramente metafísica, não existindo nenhum problema acerca do livre-arbítrio dentro da psiquiatria forense, por exemplo, e que essa questão não é um critério para nenhuma doutrina jurídica, além de não ser a base de nenhuma doutrina de responsabilização criminal.[23] Assume-se, dessa maneira, que as pessoas têm a capacidade de escolher, de forma autônoma, entre diferentes alternativas de ação e devem ser responsabilizadas por suas ações.

O neurodireito do livre-arbítrio, por sua vez, parte do pressuposto de que as pessoas devem ser capazes de tomar decisões livremente, sem manipulação neurotecnológica. Com o advento da possibilidade de as neurotecnologias medirem e modificarem nosso funcionamento cerebral (melhorar e tratar ou obstruir e prejudicar), surgem questionamentos sobre nosso grau de autonomia e livre-arbítrio após determinadas intervenções, sobre se as decisões tomadas antes das possíveis intervenções mantêm-se as mesmas após essas mudanças.

O exemplo da estimulação cerebral profunda pode ser utilizado novamente. Estudos envolvendo pacientes com doença de Parkinson identificaram que o estímulo do núcleo subtalâmico é capaz de interferir no processo de tomada de decisão e dar origem a comportamentos impulsivos.[24] Esse resultado gera diversas preocupações éticas, com múltiplas implicações, potencializadas pelo fato de que dispositivos de estimulação cerebral profunda podem ser controlados por sistemas de alça fechada que utilizam *software* de inteligência artificial a fim de adaptar seu funcionamento de maneira autônoma.[25] Diversos casos na literatura já foram documentados em que pacientes submetidos à estimulação cerebral profunda apresentaram alterações significativas de comportamento, como aumento de impulsividade e agressividade[26] e mudanças no comportamento sexual.[27]

Em outro estudo,[28] que suscitou diversos questionamentos bioéticos, os autores demonstraram que o uso de estimulação magnética transcraniana na junção temporoparietal direita foi capaz de modificar o julgamento moral dos participantes em situações hipotéticas que envolviam a possibilidade de causar danos a terceiros. As implicações, inclusive jurídicas, desse tipo de intervenção merecem discussões aprofundadas. As preocupações com esse tipo de desfecho já estavam presentes em um simpósio sobre psicocirurgia realizado na Faculdade de Direito da Universidade Columbia em 1973, quando um dos participantes enunciou o seguinte argumento: "Se há uma diferença entre implantar um eletrodo e implantar uma ideia, isso exigirá uma atenção intelectual mais elegante do que recebeu até agora".[29] Mais recentemente, em 2002, um editorial publicado na revista *The Economist* alertava, em tom pessimista, que os desenvolvimentos tecnológicos na neurologia e da psiquiatria representavam uma ameaça maior à dignidade e à autonomia humana do que a clonagem.[30]

Dessa maneira, uma grande discussão a ser desenvolvida nos próximos anos se relaciona com a doutrina jurídica da responsabilização criminal, com efeito direto na psiquiatria e na psiquiatria forense. A importância da presença de uma "mente culpada" (*mens rea*) ganha destaque no famoso ditado "*actus non facit reum nisi mens sit rea*", que significa "o ato não torna uma pessoa culpada a menos que a mente também seja culpada" – base fundante do direito penal. Um requisito para uma "mente culpada" é que se saiba que o *actus reus* (ato culpado) é seu próprio ato, ou seja, que o indivíduo esteja ciente de que está agindo de maneira específica.[31]

A psiquiatria forense, ao tratar sobre a inimputabilidade, pressupõe que um transtorno psiquiátrico impõe ao sujeito a perda do livre-arbítrio, ou seja, que há uma incapacidade de fazer diferente do que fez em razão do transtorno. A doença seria a causa biológica, que, ao ser identificada, explicaria a incapacidade de escolha do sujeito.[19] O cenário atual é diferente. Nele, a causa pode deixar de ser uma doença e passar a ser uma intervenção neurotecnológica, com potencial de profunda modificação da sociedade.

ACESSO EQUITATIVO ÀS NEUROTECNOLOGIAS

O direito do acesso equitativo às neurotecnologias baseia-se no fato de que a melhoria das capacidades cerebrais deve estar disponível a todos. Assim, por princípio, deve-se regular as neurotecnologias de modo que não estejam ao alcance somente de poucos, gerando desigualdade na sociedade.

Já que há uma prevalência maior de transtornos neuropsiquiátricos em populações com menor nível socioeconômico, é possível prever que haverá maior demanda de aplicações da neurotecnologia nessas populações. Nesse cenário, será fundamental uma forte regulação do uso dessas tecnologias para que os melhores padrões de cuidado sejam oferecidos e que o uso inadequado dessas tecnologias seja prevenido.[2]

Há que se considerar, ainda, que em contextos de maior desigualdade social, as neurotecnologias podem oferecer uma forma de compensação a pacientes que sofram de transtornos neuropsiquiátricos, incluindo alguns que poderiam ter sido prevenidos caso as condições socioeconômicas fossem melhores. Levando-se em conta existência de contextos de recursos financeiros limitados e o princípio bioético da justiça, é importante, ainda, que essas intervenções sejam reguladas de forma transparente, a fim de permitir o benefício da maior quantidade de pessoas possível, tendo por objetivo o melhor acesso equitativo.

Outro aspecto relevante é o uso das neurotecnologias em ambientes militares. Nos EUA, a Defense Advanced Research Projects Agency (Darpa), uma instituição vinculada ao Departamento de Defesa, faz grandes investimentos em técnicas de neuromodulação invasiva a fim de melhorar as capacidades cognitivas após lesões cerebrais ou de possibilitar o controle de dispositivos externos.[32] Em 2002 um programa da Darpa desenvolveu modificações em um rato cujos movimentos podiam ser influenciados de forma remota. Os pesquisadores foram capazes de direcionar o movimento do animal em ambientes complexos, levando algumas pessoas a questionar se aqueles animais poderiam ser utilizados para desempenhar atividades perigosas, como a detecção de bombas ou a identificação de minas terrestres, além de preocupações sobre a possibilidade de uso dessas intervenções em seres humanos.[32] A estimulação magnética transcraniana também foi utilizada em um projeto da Darpa, desta vez com o objetivo de melhorar a memória, a atenção e o processamento sensorial. Há relatos, ainda, de estudos direcionados para melhorar o desempenho de soldados em combates, com o uso de técnicas que permitiriam reduzir a necessidade de sono ou diminuir a sensibilidade de soldados à violência.[33] Em conjunto, essas iniciativas causam grande preocupação bioética, especialmente por ocorrerem em um ambiente não clínico, mais suscetível ao uso inadequado dessas tecnologias.

O uso indiscriminado de anfetaminas por soldados na Segunda Guerra Mundial[34] é um lembrete vívido de como técnicas capazes de modular o funcionamento do cérebro podem ser utilizadas em detrimento da saúde de indivíduos.

VIÉS ALGORÍTMICO

Por fim, o quinto neurodireito refere-se ao direito à proteção contra os vieses, destacando que os indivíduos não podem ser discriminados a partir de dados obtidos por meio das neurotecnologias. Os vieses podem ocorrer quando decisões científicas ou tecnológicas são baseadas em dados, metodologias ou conceitos limitados. Caso não haja um esforço constante e consciente, esses vieses podem excluir e oprimir determinados indivíduos, geralmente pertencentes a grupos minoritários e vulneráveis.[6] Eles podem estar presentes e influenciar, por exemplo, quais populações são incluídas em pesquisas e, portanto, podem fazer com que essas populações tenham maior probabilidade de receber tratamentos efetivos.

Há estudos que indicam, por exemplo, que pesquisas envolvendo novas tecnologias médicas recrutam principalmente indivíduos brancos,[35] apesar de existirem leis que incentivam maior diversidade de participantes. Uma das possíveis consequências é o menor acesso a novas tecnologias de tratamentos para indivíduos não brancos. Nesse sentido, um estudo que analisou o uso de estimulação cerebral profunda para tratamento da doença de Parkinson[36] identificou que pacientes afro-americanos que utilizavam hospitais-escola em áreas com grande densidade de neurologistas (isto é, com maior probabilidade de indicação do procedimento de estimulação cerebral profunda) foram submetidos a uma quantidade desproporcionalmente menor desse tipo de tratamento quando comparados com indivíduos brancos.

Os algoritmos utilizados na maior parte das neurotecnologias trabalham de acordo com médias ou padrões, classificando indivíduos cujos dados foram coletados em grupos. Dessa maneira, há um risco de estarem sendo reforçados preconceitos e vieses que podem resultar em discriminação e aumentar a vulnerabilidade dos grupos cujo acesso já é reduzido. É fundamental, portanto, que esses vieses nos algoritmos de classificação sejam identificados e removidos antes que essas tecnologias sejam utilizadas em uma população ampla.[2]

Uma discussão importante sobre esse assunto diz respeito ao campo da psiquiatria forense. Com relação ao uso de neurotecnologias em avaliações forenses (com foco especial nas neurotecnologias capazes de acessar, monitorizar e investigar o funcionamento do sistema neurológico de seres humanos, como técnicas de neuroimagem, eletrofisiologia e exames genéticos e neuroquímicos), a Suprema Corte dos EUA propõe que as tecnologias sejam aceitas nos tribunais somente quando preencherem determinados critérios, conhecidos como *Daubert standard*.[19] São eles:

1. Teste empírico: a técnica deve ser passível de testagem e, mais que isso, é preciso que seja falseável.
2. Publicações revistas por pares: a técnica deve ter passado por esse crivo da atual metodologia científica.
3. Taxa de erro: deve haver conhecimento a respeito da acurácia dos níveis de significância da técnica.
4. Padrões e controles: a técnica já deve ser padronizada e controlável.
5. Aceitação pela comunidade: a técnica deve ser aceita de forma geral por uma comunidade científica que tenha relevância.

As tentativas de uso de técnicas de neuroimagem em julgamentos criminais, por exemplo, tem raízes em 1982 nos EUA. Na época, um *expert* da defesa utilizou imagens da tomografia axial computadorizada do cérebro de John Hinckley Jr. (acusado da tentativa de assassinato do então presidente Ronald Reagan) a fim de corroborar que ele apresentava um quadro de esquizofrenia.[37] Desde então muitas tentativas foram feitas no sentido de utilizar técnicas de neuroimagem em diferentes julgamentos. Até o momento, no entanto, por uma série de limitações tecnológicas, ainda não é possível utilizar essas técnicas de maneira decisiva nas avaliações forenses.

Embora existam dados que descrevem de maneira correlacional áreas do cérebro associadas com processos de tomada de decisão e controle comportamental, ainda não existem dados sobre um determinado nível de comprometimento em uma determinada região do cérebro que corresponda aos critérios legais utilizados nas avaliações forenses, como a capacidade de entendimento ou autodeterminação. Os modelos neurocientíficos atuais apontam que funções cerebrais altamente especializadas são resultado de uma complexa e dinâmica interação entre diferentes regiões do cérebro. Além disso, resultados de estudos que apontam relação entre a redução da atividade de uma região cerebral específica e um determinado padrão cognitivo ou comportamental são baseados na análise de um grande número de dados considerando determinados desfechos, o que pode obscurecer a extensão das diferenças individuais.[37]

Outra discussão relevante na psiquiatria forense é o desenvolvimento de técnicas de avaliação de risco que utilizem algoritmos e inteligência artificial. Um dos caminhos que têm sido estudados é o uso de *machine learning*, uma área da inteligência artificial e da ciência da computação que utiliza dados e algoritmos para imitar o aprendizado humano.[38]

Atualmente existem diversos instrumentos para avaliação de diferentes tipos de risco, como risco de violência. A avaliação pode ser tanto estritamente atuarial quanto por meio de um julgamento profissional estruturado. Os diferentes métodos, no entanto, se mostram longe do ideal, especialmente para avaliações de longo prazo. Além disso, geralmente, quando alguém é classificado com um risco baixo, a avaliação costuma estar correta, mas, quando alguém é considerado como de alto risco, a avaliação geralmente é incorreta, com estudos indicando que cerca de metade dos indivíduos considerados como de alto risco é incorretamente classificada.[39]

Dessa maneira, o uso de algoritmos pode ser uma esperança para classificações mais acuradas; no entanto, já há diversos relatos de vieses no uso desse tipo de algoritmo. Em 2016 foi demonstrado que o algoritmo COMPAS (do inglês *Correctional Offender Management Profiling for Alternative Sanctions*), uma ferramenta de gerenciamento de casos e apoio à decisão utilizada em alguns tribunais nos EUA (como em Nova York, Wisconsin e Califórnia) para avaliar a probabilidade de um réu se tornar reincidente, mostrou-se racialmente enviesado, já que indivíduos afro-americanos tiveram maior probabilidade de serem incorretamente classificados como de alto risco quando comparados com indivíduos brancos.[38]

Outro exemplo ocorreu em 2018, com o *software* Rekognition, da Amazon, utilizado por alguns departamentos de polícia nos EUA. Foi demonstrado que esse *software* identificou incorretamente membros do Congresso americano como pessoas que haviam sido acusadas de crimes a partir de fotografias de fichas criminais, ocorrendo uma identificação desproporcional e membros afro-americanos e latinos do Congresso. Esses exemplos ressoam as palavras de Cathy O'Neil, autora do provocativo livro *Algoritmos de destruição em massa*:

> Dados não vão desaparecer. Nem computadores – e muito menos a matemática. Modelos de previsão são, cada vez mais, as ferramentas com as quais contaremos para administrar nossas instituições, aplicar nossos recursos e gerenciar nossas vidas. Mas, como tentei mostrar ao

longo deste livro, esses modelos são construídos não apenas de dados, mas das escolhas que fazemos sobre em quais dados prestar atenção – e quais deixar de fora. Essas escolhas não tratam apenas de logísticas, lucros e eficiência. Elas são fundamentalmente morais.[40]

REFERÊNCIAS BIBLIOGRÁFICAS

1. Bhugra D, Tasman A, Pathare S, Priebe S, Smith S, Torous J, et al. The WPA-Lancet Psychiatry Commission on the Future of Psychiatry. Lancet Psychiatry. 2017; 4(10):775-818.
2. United Nations Educational, Scientific and Cultural Organization. Ethical issues of neurotechnology: report, adopted in December 2021. Unesco Digital Library. Disponível em: https://unesdoc.unesco.org/ark:/48223/pf0000383559. Acesso em: 10 abr. 2024.
3. Bublitz C. Neurotechnologies and human rights: restating and reaffirming the multi-layered protection of the person. Int J Hum Rights. 2024;0(0):1-26.
4. Figueroa G. Neuroethics: the pursuit of transforming medical ethics in scientific ethics. Biol Res. 2016; 49(1):11.
5. United Nations Educational, Scientific and Cultural Organization. The risks and challenges of neurotechnologies for human rights. Unesco Digital Library. 2023. Disponível em: https://unesdoc.unesco.org/ark:/48223/pf0000384185. Acesso em: 10 abr. 2024.
6. Goering S, Klein E, Specker Sullivan L, Wexler A, Agüera y Arcas B, Bi G, et al. Recommendations for responsible development and application of neurotechnologies. Neuroethics. 2021; 14(3):365-86.
7. The Neurorights Foundation. Home page. Disponível em: https://neurorightsfoundation.org. Acesso em: 12 abr. 2024.
8. Chile. Ministerio de Ciencia, Tecnología, Conocimiento e Innovación. Ley 21383. Modifica la Carta Fundamental, para establecer el desarrollo científico y tecnológico al servicio de las personas. Disponível em: https://www.bcn.cl/leychile. Acesso em: 12 abr. 2024.
9. Brasil. Proposta de Emenda à Constituição n. 29, de 2023. Altera a Constituição Federal para incluir, entre os direitos e garantias fundamentais, a proteção à integridade mental e à transparência algorítmica. Disponível em: https://www25.senado.leg.br/web/atividade/materias/-/materia/158095. Acesso em: 12 abr. 2024.
10. Aquino LF. Assembleia aprova em primeiro turno PEC dos neurodireitos, liderado por deputada Patrícia Alba. Assembleia Legislativa do Rio Grande do Sul. 29 dez. 2023. Disponível em: https://ww4.al.rs.gov.br/noticia/334809. Acesso em: 12 abr. 2024.

11. Ienca M, Andorno R. Towards new human rights in the age of neuroscience and neurotechnology. Life Sci Soc Policy. 2017; 13(1):5.
12. Moore AD. Privacy, Neuroscience, and neuro-surveillance. Res Publica. 2017;23(2):159-77.
13. Tunick M. Brain privacy and the case of cannibal cop. 2017. Disponível em: https://philarchive.org/rec/TUNBPA. Acesso em: 15 maio 2023.
14. Gay K, Torous J, Joseph A, Pandya A, Duckworth K. Digital technology use among individuals with schizophrenia: results of an online survey. JMIR Ment Health. 2016; 3(2):e15.
15. Huckvale K, Prieto JT, Tilney M, Benghozi PJ, Car J. Unaddressed privacy risks in accredited health and wellness apps: a cross-sectional systematic assessment. BMC Med. 2015; 13(1):214.
16. Glannon W. Consent to deep brain stimulation for neurological and psychiatric disorders. J Clin Ethics. 2010;21(2):104-11.
17. Schüpbach M, Gargiulo M, Welter ML, Mallet L, Béhar C, Houeto JL, et al. Neurosurgery in Parkinson disease: a distressed mind in a repaired body? Neurology. 2006; 66(12):1811-6.
18. Goethals I, Jacobs F, Van der Linden C, Caemaert J, Audenaert K. Brain activation associated with deep brain stimulation causing dissociation in a patient with Tourette's syndrome. J Trauma Dissociation Off J Int Soc Study Dissociation ISSD. 2008;9(4):543-9.
19. Barros DM, Castellana GB (orgs.). Psiquiatria forense: interfaces jurídicas, éticas e clínicas. 2.ed. Porto Alegre: Artmed; 2020.
20. Hume D. Investigações sobre o entendimento humano e sobre os princípios da moral. São Paulo: Unesp; 2004.
21. Chisholm R. Freedom and action. In: Lehrer K (org.). Freedom and determinism. Random House; 1966.
22. Nestor PG. In defense of free will: neuroscience and criminal responsibility. Int J Law Psychiatry. 2019; 65:101344.
23. Morse SJ. The non-problem of free will in forensic psychiatry and psychology. Behav Sci Law. 2007;25(2):203-20.
24. Cavanagh JF, Wiecki TV, Cohen MX, Figueroa CM, Samanta J, Sherman SJ, et al. Subthalamic nucleus stimulation reverses mediofrontal influence over decision threshold. Nat Neurosci. 2011; 14(11):1462-7.
25. Watts J, Khojandi A, Shylo O, Ramdhani RA. Machine learning's application in deep brain stimulation for Parkinson's disease: a review. Brain Sci. 2020; 10(11):809.
26. Frank MJ, Samanta J, Moustafa AA, Sherman SJ. Hold your horses: impulsivity, deep brain stimulation, and medication in parkinsonism. Science. 2007; 318(5854):1309-12.

27. Houeto JL, Mesnage V, Mallet L, Pillon B, Gargiulo M, du Moncel ST, et al. Behavioural disorders, Parkinson's disease and subthalamic stimulation. J Neurol Neurosurg Psychiatry. 2002; 72(6):701-7.
28. Young L, Camprodon JA, Hauser M, Pascual-Leone A, Saxe R. Disruption of the right temporoparietal junction with transcranial magnetic stimulation reduces the role of beliefs in moral judgments. Proc Natl Acad Sci U S A. 2010; 107(15):6753-8.
29. Fins JJ. Neuromodulation, free will and determinism: lessons from the psychosurgery debate. Clin Neurosci Res. 2004; 4(1):113-8.
30. The future of mind control. The Economist. 23 maio 2002. Disponível em: https://www.economist.com/leaders/2002/05/23/the-future-of-mind-control. Acesso em: 12 abr. 2024.
31. Haselager P. Did I do that? Brain: computer interfacing and the sense of agency. Minds Mach. 2013; 23(3):405-18.
32. Fisher CE. Brain stimulation and national security: considering the narratives of neuromodulation. AJOB Neurosci. 2010; 1(2):22-4.
33. Moreno JD. Mind wars: brain research and national defense. New York: Dana Press; 2006.
34. Rasmussen N. Medical science and the military: the Allies' use of amphetamine during World War II. J Interdiscip Hist. 2011;42(2):205-33.
35. Fox-Rawlings SR, Gottschalk LB, Doamekpor LA, Zuckerman DM. Diversity in medical device clinical trials: do we know what works for which patients? Milbank Q. 2018; 96(3):499-529.
36. Chan AK, McGovern RA, Brown LT, Sheehy JP, Zacharia BE, Mikell CB, et al. Disparities in access to deep brain stimulation surgery for Parkinson disease: interaction between African American race and Medicaid use. JAMA Neurol. 2014; 71(3):291-9.
37. Appelbaum PS. Law & psychiatry: through a glass darkly: functional neuroimaging evidence enters the courtroom. Psychiatr Serv. 2009; 60(1):21-3.
38. Tortora L, Meynen G, Bijlsma J, Tronci E, Ferracuti S. Neuroprediction and A.I. in forensic psychiatry and criminal justice: a neurolaw perspective. Front Psychol. 2020; 11. DOI: 10.3389/fpsyg.2020.00220.
39. Fazel S, Singh JP, Doll H, Grann M. Use of risk assessment instruments to predict violence and antisocial behaviour in 73 samples involving 24827 people: systematic review and meta-analysis. BMJ. 2012; 345:e4692.
40. O'Neil C. Algoritmos de destruição em massa. Rio de Janeiro: Rua do Sabão; 2021.

3

Diferenças e semelhanças entre a pesquisa biomédica e a inovação tecnológica

Felipe Coelho Argolo

INTRODUÇÃO

A pesquisa biomédica e a inovação tecnológica constituem pilares da investigação científica, e se entrelaçam em uma relação simbiótica que impulsiona os limites do conhecimento e as realizações humanas. Esses dois domínios moldam o curso das descobertas e inovações em saúde. A interação dinâmica entre a pesquisa biomédica e a inovação tecnológica é um campo de colaboração e influência mútua composto por sinergias e divergências que se abre à exploração.[1,2]

No centro dessa dança está o poder transformador da inovação tecnológica para revolucionar nossa compreensão do mundo natural e redefinir as possibilidades do esforço humano. Assim se deram os avanços inovadores em imagens médicas, exemplificados pela ressonância magnética (RM). Ao aproveitar os princípios da espectroscopia de ressonância magnética nuclear, a RM permite a visualização não invasiva de tecidos biológicos. Essa tecnologia pioneira não só melhora o diagnóstico clínico e o planejamento do tratamento, mas também serve como catalisador para novas descobertas na pesquisa biomédica.[3] Da mesma forma, a evolução das técnicas de microscopia, desde a microscopia óptica tradicional até imagens avançadas em super-resolução, transformou a capacidade humana de observar e analisar estruturas biológicas nos níveis celular e molecular. Essas inovações abriram novos caminhos para a exploração e a investigação.[4]

O objetivo deste capítulo, é desvendar a trama que conecta pesquisa biomédica e inovação tecnológica, examinando suas intersecções partilhadas e caminhos divergentes. Por meio de uma análise abrangente de conceitos-chave, estudos de caso e exemplos do mundo real, é possível elucidar a natureza multifacetada dessa relação e demonstrar o profundo impacto que esses campos exercem coletivamente no avanço científico e no bem-estar humano. Da bancada do laboratório à clínica – e muito além –, a sinergia entre a pesquisa biomédica e a inovação tecnológica serve como uma força motriz para o progresso, inspirando colaboração, inovação e descoberta em escala global.

PESQUISA BIOMÉDICA

A pesquisa biomédica constitui a base sobre a qual a medicina moderna e a investigação científica prosperam, abrangendo um vasto espectro de disciplinas que vão desde a exploração científica de base até as diversas aplicações clínicas tangíveis. Essa pesquisa serve para desvendar os mistérios da vida e das doenças em múltiplas dimensões, desde as complexas interações moleculares dentro das células até as intrincadas interações que caracterizam o funcionamento de organismos inteiros.

Por meio de uma dedicação incansável e de um compromisso inabalável, os pesquisadores se esforçam por desvendar os segredos da biologia, abrindo caminho para avanços transformadores capazes de remodelar o panorama dos cuidados de saúde e melhorar a qualidade de vida de milhões de pessoas em todo o mundo. Estão incluídos nesse grupo, por exemplo, os profundos impactos dos antibióticos,[5] das vacinas[6] e dos avanços nos cuidados maternos na saúde humana.[7] Essas conquistas monumentais, resultantes de décadas de investigação e inovação meticulosas, não só conduziram a aumentos significativos na esperança de vida, mas também erradicaram doenças infecciosas outrora devastadoras e reduziram as taxas de mortalidade materna e infantil para mínimos históricos. Pelas lentes da pesquisa biomédica, a humanidade triunfou sobre alguns dos maiores desafios à saúde pública.

Para além disso, há efeitos em cascata da pesquisa biomédica que se estendem muito e ultrapassam os limites da medicina clínica, penetrando em diversos domínios secundários, como a agricultura e a produção alimentar. Ao elucidar os mecanismos fundamentais subjacentes aos processos biológicos, pesquisadores revolucionaram práticas agrícolas e melhoraram a segurança alimentar em escala global.[8]

A pesquisa biomédica constitui um testemunho da curiosidade insaciável da humanidade e da busca incessante pelo conhecimento, impulsionando o progresso e a inovação em múltiplas fronteiras. Ao desvendar os mistérios da vida e da doença, continua a transformar nossa compreensão do mundo que nos rodeia, abrindo novos caminhos para a saúde, a prosperidade e o bem-estar para todos.

INOVAÇÃO TECNOLÓGICA

A inovação tecnológica é a força por trás do desenvolvimento de novas soluções e ferramentas que redefinem os limites do que é cientificamente alcançável. Inspirando-se em uma rica variedade de disciplinas, incluindo engenharia, ciência da computação e ciência dos materiais, inovações alavancam tecnologias e metodologias de ponta para atender às necessidades prementes da sociedade e enfrentar desafios complexos com determinação e criatividade inabaláveis.

Nesse domínio, os avanços podem ser amplamente categorizados como tecnologias "leves" (*soft*) ou "duras" (*hard*), cada uma contribuindo de forma única. Os avanços tecnológicos "leves" abrangem mudanças sutis em uma técnica, metodologia ou abordagem, muitas vezes impulsionadas por melhorias incrementais nos processos ou práticas existentes. Essas inovações, embora menos tangíveis do que suas análogas "duras", desempenham um papel crucial no aumento da eficiência, da eficácia e do desempenho global em diversos domínios. São exemplos, a evolução das técnicas cirúrgicas[9] e das modalidades de imagens médicas,[10] que passaram por contínuo refinamento e otimização ao longo do tempo, levando a melhores resultados para os pacientes e maior precisão diagnóstica (Figura 2).

Por outro lado, os avanços tecnológicos "duros" implicam o desenvolvimento de ferramentas, dispositivos ou sistemas físicos novos que revolucionam a forma como interagimos com o mundo que nos rodeia. As inovações tecnológicas "duras" remodelam a medicina por meio de ferramentas concretas, que passam a integrar a prática.[11]

Recentemente, inovações tecnológicas catalisaram avanços transformadores nos diagnósticos médicos, nas modalidades de tratamento e na prestação de cuidados aos pacientes. Desde o desenvolvimento de modalidades de imagem de alta resolução[1] e técnicas cirúrgicas minimamente invasivas[11] até a integração da inteligência artificial nos processos de tomada de decisão clínica, inovações tecnológicas capacitaram os profissionais de saúde a fornecer cuidados mais precisos, eficientes e centrados no paciente.[12]

INTERSECÇÕES E SINERGIAS

As intersecções e sinergias entre a pesquisa biomédica e a inovação tecnológica representam um terreno fértil para avanços transformadores capazes de ultrapassar os limites atuais do conhecimento científico e da realização humana. Dentro desse nexo dinâmico, os esforços colaborativos de pesquisadores, engenheiros e inovadores de diversas disciplinas convergem para catalisar progresso e inovação. Por meio de um compromisso partilhado com a descoberta, a exploração e a inovação, a pesquisa biomédica e a inovação tecnológica criam parcerias sinérgicas que impulsionam o progresso científico e abrem novas fronteiras de possibilidades e potencial.

No centro dessa relação simbiótica está uma dedicação partilhada ao avanço da nossa compreensão sobre o mundo natural e à melhoria da condição humana. A pesquisa biomédica serve como alicerce sobre o qual a inovação tecnológica se desenvolve, fornecendo uma riqueza de conhecimentos e *insights* sobre as complexidades dos sistemas biológicos, doenças e potenciais alvos terapêuticos. Por meio de experimentação meticulosa e análise rigorosa, os pesquisadores biomédicos descobrem os mecanismos subjacentes à saúde e à doença, identificam novos biomarcadores e desenvolvem terapias e intervenções inovadoras para abordar necessidades médicas ainda não satisfeitas e melhorar os resultados para os pacientes.[2]

Por sua vez, a inovação tecnológica aproveita a riqueza de conhecimentos gerados pela pesquisa biomédica para desenvolver novas soluções e ferramentas que revolucionam a prática da medicina e a prestação de cuidados de saúde. Inspirados em uma ampla gama de disciplinas, incluindo engenharia, ciência da computação e ciência dos materiais, tornam realidade avanços inovadores em diagnósticos médicos, modalidades de tratamento e prestação de cuidados ao paciente, abrindo caminho para uma medicina mais efetiva e parcimoniosa. Desde o desenvolvimento de modalidades de imagem de alta resolução e biossensores vestíveis até a integração da inteligência artificial e do aprendizado de máquina nos processos de tomada de decisão clínica,[12] a inovação tecnológica capacita os profissionais de saúde a fornecer cuidados mais precisos, eficientes e centrados no paciente do que nunca.

Essa sinergia entre a pesquisa biomédica e a inovação tecnológica estende-se, ainda, para além dos limites da medicina clínica, permeando também domínios como a agricultura, a ciência ambiental e a saúde pública. Ao aproveitar os conhecimentos e metodologias obtidos a partir da pesquisa biomédica, os inovadores tecnológicos desenvolvem novas soluções para enfrentar desafios sociais prementes e questões globais complexas. Seja por meio do desenvolvimento de práticas agrícolas sustentáveis, da concepção de sistemas de monitorização ambiental ou da criação de intervenções inovadoras de saúde pública, os esforços colaborativos da pesquisa biomédica e da inovação tecnológica catalisam o progresso e a inovação à escala global, moldando um futuro mais sustentável para todos.

INFLUÊNCIA MÚTUA NA RESSONÂNCIA MAGNÉTICA

Existem muitos exemplos de influência mútua entre a pesquisa biomédica e a inovação tecnológica que podem ilustrar o poder transformador da colaboração e dessa sinergia na promoção do progresso científico. Um caso que merece destaque é o desenvolvimento da RM. Enraizada nos princípios da espectroscopia de ressonância magnética nuclear, essa modalidade de imagem pioneira permite a visualização não invasiva de tecidos biológicos com precisão e clareza incomparáveis. A partir da caracterização das propriedades magnéticas dos átomos de hidrogênio na água e nos lipídios, as imagens produzidas fornecem aos médicos e pesquisadores *insights* sem precedentes sobre as características estruturais e funcionais do corpo humano.[13]

Essa tecnologia inovadora, resultado de décadas de pesquisa biomédica e inovação tecnológica, revolucionou a prática da medicina e a prestação de cuidados de saúde, abrindo caminho para a medicina personalizada e a terapêutica de precisão.

Ao aproveitar os conhecimentos e metodologias obtidos a partir da pesquisa biomédica, os inovadores tecnológicos ultrapassaram os limites do que é cientificamente alcançável, desenvolvendo soluções e ferramentas inovadoras que capacitam os profissionais de saúde a prestar cuidados mais precisos, eficientes e centrados no paciente do que nunca. Desde o desenvolvimento de modalidades avançadas de imagem e técnicas de diagnóstico até a integração da inteligência artificial e do aprendizado de máquina nos processos de tomada de decisão clínica, a RM catalisou avanços transformadores em diagnósticos, modalidades de tratamento e prestação de cuidados ao paciente, moldando o futuro da medicina e da saúde.[3,13]

Mais do que isso, o impacto da RM estende-se para além dos limites da medicina clínica, permeando a própria pesquisa biomédica, e domínios como e domínios como a agricultura e as ciências ambientais. Ao fornecer aos investigadores conhecimentos sem precedentes sobre as características estruturais e funcionais dos tecidos biológicos, a RM permitiu aos cientistas investigar as complexidades dos organismos vivos na saúde e na doença com precisão e exatidão sem precedentes.

O desenvolvimento da RM exemplifica, portanto, o ciclo de *feedback* positivo entre a pesquisa biomédica e a inovação tecnológica, em que os avanços em um campo impulsionam o progresso no outro, melhorando, em última análise, nossa compreensão sobre o corpo humano e, assim, abrindo caminho para futuras inovações nos cuidados de saúde.[14]

CONCLUSÃO

A interação dinâmica entre a pesquisa biomédica e a inovação tecnológica representa um testemunho do potencial ilimitado da colaboração e do engenho humano na promoção do progresso científico. Ao longo deste capítulo, foram exploradas as intersecções e sinergias multifacetadas entre esses dois campos, destacando seus objectivos comuns, influências mútuas e impactos transformadores na sociedade.

À medida que refletimos sobre a interação dinâmica entre a pesquisa biomédica e a inovação tecnológica, torna-se claro que seus esforços colaborativos têm o potencial de desbloquear novas fronteiras de possibilidade e potencial, impulsionando a sociedade para um futuro em que a saúde, a prosperidade e o bem-estar sejam otimizados para todos. Ao abraçar as oportunidades ilimitadas que surgem dessa relação simbiótica, poderemos aproveitar o poder coletivo do engenho humano e da colaboração para superar os maiores desafios do nosso tempo, viabilizando um futuro mais brilhante e mais próspero.

A relação entre a pesquisa biomédica e a inovação tecnológica representa o auge da realização e colaboração humanas.

REFERÊNCIAS BIBLIOGRÁFICAS

1. Mensah GA. Advancing biomedical research to improve health at home and abroad. Glob Heart. 2013; 8(4):387-9.
2. Coller BS. Translational research: forging a new cultural identity. Mt Sinai J Med N Y. 2008; 75(5):478-87.
3. Kassem M, Florea A, Mottaghy FM, van Oostenbrugge R, Kooi ME. Magnetic resonance imaging of carotid plaques: current status and clinical perspectives. Ann Transl Med. 2020; 8(19):1266.
4. Ishikawa-Ankerhold H, Ankerhold R, Drummen GPC. Advanced fluorescence microscopy techniques: FRAP, FLIP, FLAP, FRET and FLIM. Molecules. 2012;17(4):4047-132. Disponível em: https://www.mdpi.com/1420-3049/17/4/4047. Acesso em: 24 mar. 2024.
5. Hutchings MI, Truman AW, Wilkinson B. Antibiotics: past, present and future. Curr Opin Microbiol. 2019; 51:72-80.
6. Hinman A. Eradication of vaccine-preventable diseases. Annu Rev Public Health. 1999;20:211-29.
7. Kikuchi K, Okawa S, Zamawe COF, Shibanuma A, Nanishi K, Iwamoto A, et al. Effectiveness of continuum of care: linking pre-pregnancy care and pregnancy care to improve neonatal and perinatal mortality – a systematic review and meta-analysis. PloS One. 2016; 11(10):e0164965.
8. Horton P, Banwart SA, Brockington D, Brown GW, Bruce R, Cameron D, et al. An agenda for integrated system-wide interdisciplinary agri-food research. Food Sec. 2017;9:195-210. Disponível em: https://link.springer.com/article/10.1007/s12571-017-0648-4. Acesso em: 24 mar. 2024.
9. Ellis H, Abdalla S. A history of surgery. 3.ed. Disponível em: https://www.taylorfrancis.com/books/mono/10.1201/9780429461743/history-surgery-harold-ellis-sala-abdalla. Acesso em: 24 mar. 2024.
10. Bradley WG. History of medical imaging. Proc Am Philosoph Soc. 2008; 152(3):349-91. Disponível em: https://www.jstor.org/stable/40541591. Acesso em: 24 mar. 2024.
11. Jones CL. Surgical instruments: history and historiography. In: Schlich T (ed.). The Palgrave handbook of he history of surgery. London: Palgrave Macmillan; 2017. p. 235-57. Disponível em: https://link.springer.com/chapter/10.1057/978-1-349-95260-1_12. Acesso em: 24 mar. 2024.
12. Loch AA, Lopes-Rocha AC, Ara A, Gondim AM, Cecchi GA, Corcoran CM, et al. Ethical implications of the use of language analysis technologies for the diagnosis and prediction of psychiatric disorders. JMIR Mental Health. Disponível em: https://mental.jmir.org/2022/11/e41014. Acesso em: 24 mar. 2024.

13. Sett P, Crockard HA. The value of magnetic resonance imaging (MRI) in the follow-up management of spinal injury. Spinal Cord. 1991; 29(6): 396-410.
14. Umar AA, Atabo SM. A review of imaging techniques in scientific research/clinical diagnosis. MOJ Anat Physiol. 2019; 6(5). Disponível em: https://medcraveonline.com/MOJAP/MOJAP-06-00269.pdf. Acesso em: 24 mar. 2024.

4

Coleta ativa e coleta passiva de dados em saúde mental

Pedro Fonseca Zuccolo

INTRODUÇÃO

A integração de tecnologias digitais ao cotidiano trouxe oportunidades significativas de inovação em saúde mental. Atualmente as pessoas interagem rotineiramente com *smartphones*, dispositivos vestíveis (*wearables*), computadores, plataformas *online*, entre outros. Todas essas interações geram dados que podem ser relevantes para identificação, monitoração e compreensão de comportamentos e fenômenos fisiológicos associados à saúde mental.[1,2]

Assim, informações sobre saúde mental podem ser coletadas com tecnologias digitais de forma ativa e passiva. A coleta ativa de dados envolve métodos que requerem uma ação da pessoa sendo avaliada; por exemplo, ao se usar um celular ou um *site* para aplicar escalas e questionários remotamente. Como a obtenção da informação requer que o sujeito ativamente responda às perguntas, esses métodos são denominados ativos. Em contrapartida, a coleta passiva de dados aproveita a capacidade de dispositivos eletrônicos de registrar automaticamente informações que podem ser relevantes para uma avaliação da saúde mental. Os *smartphones*, por exemplo, contêm inúmeros sensores embutidos (*global positioning system* – GPS, acelerômetro, sensor de luz etc.) capazes de gravar em tempo real uma quantidade significativa de dados sobre localização, movimentação e atividades. Da mesma forma, dispositivos vestíveis (*smartwatches*, por exemplo) são capazes de registrar atividade cardíaca, atividade elétrica da pele e outros sinais biológicos. A interação com aparelhos eletrônicos e plataformas *online*, por sua vez, gera registros (*logs*) que podem ser usados para identificar padrões, rotinas, ritmos, atividades e interações. Esses traços digitais podem ser representantes (*proxies*) robustos de comportamentos e parâmetros fisiológicos relevantes para a área da saúde mental. O uso de sensores e a coleta de registros de interações digitais são considerados passivos porque não requerem uma ação específica por parte do indivíduo, já que os dados são gerados automaticamente por esses sistemas.

A coleta de dados sobre saúde mental usando tecnologias digitais tem várias vantagens em comparação com os métodos mais tradicionais de avaliação e monitoramento. Em primeiro lugar, essas tecnologias permitem monitorar comportamento e fenômenos fisiológicos de interesse nos contextos onde ocorrem, enquanto a pessoa "vive a vida", o que garante uma validade ecológica às observações. O fato de a coleta poder ser feita de forma contínua e com grande nível de detalhamento também merece destaque, permitindo a identificação de padrões sutis associados a condições de saúde mental. Além disso, é possível realizar a monitoração em tempo real, facilitando intervenções mais precisas e permitindo condutas de prevenção.

Este capítulo tem por objetivos apresentar alguns desses métodos de coleta de dados usando tecnologias digitais, relatar suas aplicações recentes para a saúde mental e discutir questões que já se apresentam sobre a área, bem como os desafios para sua implementação como solução clínica.

COLETA ATIVA DE DADOS

Uma parte considerável dos estudos que coletam dados ativos com tecnologias digitais usa as chamadas avaliações momentâneas ecológicas (*momentary ecological assessment* – EMA).[3] Elas compõem um conjunto de métodos que têm em comum a obtenção de amostras de comportamento, experiências subjetivas e sintomas em tempo real (ou próximo da ocorrência do evento), de maneira repetida (longitudinal) e em contextos naturais (isto é, nos ambientes nos quais o sujeito se encontra no cotidiano).[2] Isso inclui a aplicação de questionário sobre comportamento, saúde ou outros aspectos de forma aleatória e ao longo do dia, em qualquer local em que a pessoa se encontrar (denominado *experience sampling method*), ou o automonitoramento de comportamentos e experiências subjetivas por meio de diários (*e-diary*).[2]

Os métodos de EMA têm recebido progressiva atenção na literatura porque permitem evitar o viés de recordação. Tradicionalmente, avaliações na área da saúde mental são baseadas em coletas retrospectivas de informações, nas quais a pessoa é solicitada a fazer um relato sumarizado sobre um período anterior (por exemplo, um relato sobre a presença de determinados sintomas nos últimos 15 ou 30 dias). Sabe-se que nesse tipo de coleta podem ocorrer subestimação, superestimação, distorção ou até mesmo a não recordação de um fenômeno em função do estado emocional ou do contexto no qual a pessoa que está respondendo as perguntas se encontra. Como exemplo, há evidências de que pacientes com transtorno de pânico tendem a relatar mais sintomas e maior gravidade em entrevistas retrospectivas do que em entrevistas em tempo real.[4] Já pacientes com transtorno de personalidade *borderline* têm uma tendência a superestimar episódios de humor de valência negativa e a subestimar episódios de humor de valência positiva.[5] Ao coletar o relato sobre o momento atual, em diferentes contextos e de maneira repetida, as EMA são capazes de evitar esse viés de recordação e permitem uma melhor compreensão da relação entre o contexto e o relato.

O uso de EMA pode ser feito por meio de diferentes esquemas. No **esquema contingente a eventos**, a pessoa insere uma resposta dada à ocorrência de algum evento específico (por exemplo, ao experimentar um ataque de pânico, ao sentir vontade de usar alguma substância etc.). Nesses casos, tipicamente é a pessoa que determina que o evento ocorreu e, portanto, que a avaliação será feita, mas já há alguns sensores que podem ser usados para detectar automaticamente a ocorrência de um evento. Esse tipo de protocolo requer uma definição clara do evento a ser investigado e da informação que deve ser inserida (por exemplo, se será relatada só a ocorrência do evento ou se será necessário também informar duração, intensidade, qual era o humor prévio ao evento etc.).

No **esquema contingente ao tempo**, por sua vez, os questionários são apresentados em horários ou a intervalos específicos ao longo do dia, com estratégias de amostragem que podem ser semi aleatórias ou fixas. A ideia nesses casos é distribuir as avaliações de maneira uniforme ou seguindo algum padrão predeterminado consistente com a pergunta de pesquisa. A frequência de amostragem pode, então, ser extremamente variável, com estudos usando 1 vez por semana e outros aplicando 10 avaliações por dia.[3]

O ajuste da periodicidade depende do objetivo do estudo, mas também deve levar em conta a capacidade dos participantes de despender tempo e esforço para fornecer respostas.

Há ainda **esquemas híbridos**, que combinam elementos dos esquemas contingentes a eventos e a tempo. Esse tipo de estratégia permite capturar dados em momentos específicos predeterminados e também obter informações sobre eventos significativos na vida dos participantes. Essa abordagem é particularmente útil para estudos que buscam entender como as experiências variam em resposta a eventos específicos dentro do contexto das rotinas diárias dos indivíduos.

COLETA PASSIVA DE DADOS

Mais recentemente, a disseminação de tecnologias digitais trouxe a possibilidade de coletar dados de modo "passivo" usando sensores embutidos em *smartphones*, ou dispositivos vestíveis e também capturando traços digitais (registros de interações com sistemas eletrônicos, redes sociais, *websites* etc.). Esse tipo de metodologia tem recebido diversos nomes na literatura, como *reality mining*, *personal sensing*, *context sensing* ou fenotipagem digital.[1] A escolha do termo varia de acordo com o contexto no qual cada trabalhos é publicado. Em geral, projetos publicados em revistas de engenharia ou tecnologia optam pelos termos "*context sensing*", "*personal sensing*" ou "*mobile sensing*", enquanto pesquisadores da área da saúde tendem a usar mais o termo "fenotipagem digital".[1]

O uso de sensores para coleta de dados sobre saúde mental oferece algumas vantagens em comparação com a coleta ativa de dados. A primeira vantagem diz respeito ao fato de esse tipo de avaliação não impor ao sujeito a necessidade de ativamente responder a perguntas. Em teoria, essa característica pode ser uma solução para a progressiva diminuição de engajamento que ocorre em estudos usando EMA, especialmente quando a coleta é mais prolongada.[3] Outra vantagem é o fato de que os dados coletados são objetivos e não influenciados por fatores como prejuízos cognitivos, mudanças nas respostas em função da expectativa do que seria o "correto" ou "melhor" de se responder, ou vieses culturais.[6] Esse tipo de coleta possibilita, ainda, a obtenção de dados multimodais simultâneos e sinais biológicos, o que em tese ajudaria a entender melhor os fenômenos de interesse para a saúde mental.

A maioria dos celulares modernos inclui uma ampla gama de sensores embutidos que podem ser usados para esse fim, além de serem capazes de registrar inúmeras medidas de interação com o aparelho. Ademais, há hoje no mercado uma série de dispositivos vestíveis equipados com sensores que captam diferentes sinais biológicos. O Quadro 1 apresenta alguns sensores comumente encontrados em *smartphones* modernos e dispositivos vestíveis e as medidas específicas que cada sensor pode fornecer.

QUADRO 1 Sensores embutidos em *smartphones* modernos e dispositivos vestíveis (*wearables*) disponíveis no mercado

Sensor	Medidas	Dispositivo
Movimento (acelerômetro, giroscópio, magnetômetro)	Aceleração, rotação, número de passos	*Smartphones* e vestíveis
Posição (GPS, sensor de proximidade)	Coordenadas geográficas, lugares visitados, movimentação relativa	*Smartphones* e vestíveis
Ambiente (sensor de luz, sensor de umidade, barômetro)	Intensidade da luz, umidade relativa do ar, pressão atmosférica	*Smartphones* e vestíveis
Interação com o celular (*logs* de chamadas, de uso de aplicativos, de abertura e fechamento de telas)*	Número de interações sociais, uso de aplicativos	*Smartphones*
Sinais biológicos (fotopletismograma, sensor de atividade eletrodérmica, termômetro)	Frequência cardíaca e outras variáveis relacionadas à circulação sanguínea, atividade elétrica da pele, temperatura do corpo	Vestíveis

* A rigor, essa categoria não envolve sensores físicos, pois são registros de *software* que monitoram a utilização do dispositivo.
GPS: *global positioning system.*
Fonte: elaborado pelo autor.

Existem, ainda, diversas abordagens para a coleta de dados de saúde mental via sensores. Este capítulo dará destaque a um modelo de coleta heurístico descrito por Mohr et al.[1] De acordo com essa proposta, as informações derivadas de sensores podem ser organizadas hierarquicamente

(Figura 1). Uma primeira camada desse modelo seria representada pelos *inputs* de informação no sistema, isto é, pelos dados brutos coletados pelos sensores (incluindo os *logs* de atividade a partir da interação com o sistema). São exemplos a coleta de dados de movimentação via acelerômetro e GPS e os *logs* de abertura e fechamento do celular e dos aplicativos usados. Os dados do GPS mostram a localização geográfica da pessoa e, portanto, permitem identificar os locais visitados.. O acelerômetro capta forças de aceleração no plano tridimensional em pontos específicos do tempo, permitindo calcular diversas medidas de movimentação. Os *logs* do celular podem informar sobre a frequência de uso do celular e a abertura de aplicativos.

A partir dessa primeira camada, pode-se inferir uma segunda camada de características comportamentais denominadas de baixo nível. Por exemplo, as informações do GPS podem ser usadas para computar o número de locais visitados e a distância percorrida ao longo do dia; dados do acelerômetro podem ser usados para inferir o tipo de atividade (se a pessoa está dirigindo, correndo ou andando) e a intensidade geral da movimentação; a abertura e fechamento de telas e os aplicativos usados podem ser usados para inferir a periodicidade de uso do celular e o tipo de uso (p. ex., se a pessoa está se conectando com redes sociais, fazendo um uso mais ativo, com interações, ou mais passivo, somente assistindo ou consumindo conteúdos diversos).

Os dados dessa segunda camada, possibilitam inferir marcadores comportamentais de nível mais complexo. Nos exemplos mencionados, os dados de movimentação poderiam ser usados para inferir atividades de prazer e variabilidade comportamental, ou a presença de fadiga ou agitação; o uso do celular poderia informar sobre o ciclo circadiano. Em conjunto, os tipos de locais visitados e o uso de redes sociais poderiam informar sobre interações sociais e assim por diante. O desenvolvimento de construtos com base em dados brutos de sensores e características comportamentais de baixo nível deve ser feito a partir de conhecimento especializado (conhecimento humano) juntamente com métodos de aprendizagem de máquina (*machine learning*) e mineração de dados. Essa associação tem o potencial de identificar quais características e dados são mais eficazes na detecção de padrões ou estados específicos. Por fim, essa terceira camada pode ser relacionada com outras informações e dados (como aqueles derivados de questionários) para inferir estados comportamentais ou sintomas de transtornos mentais.

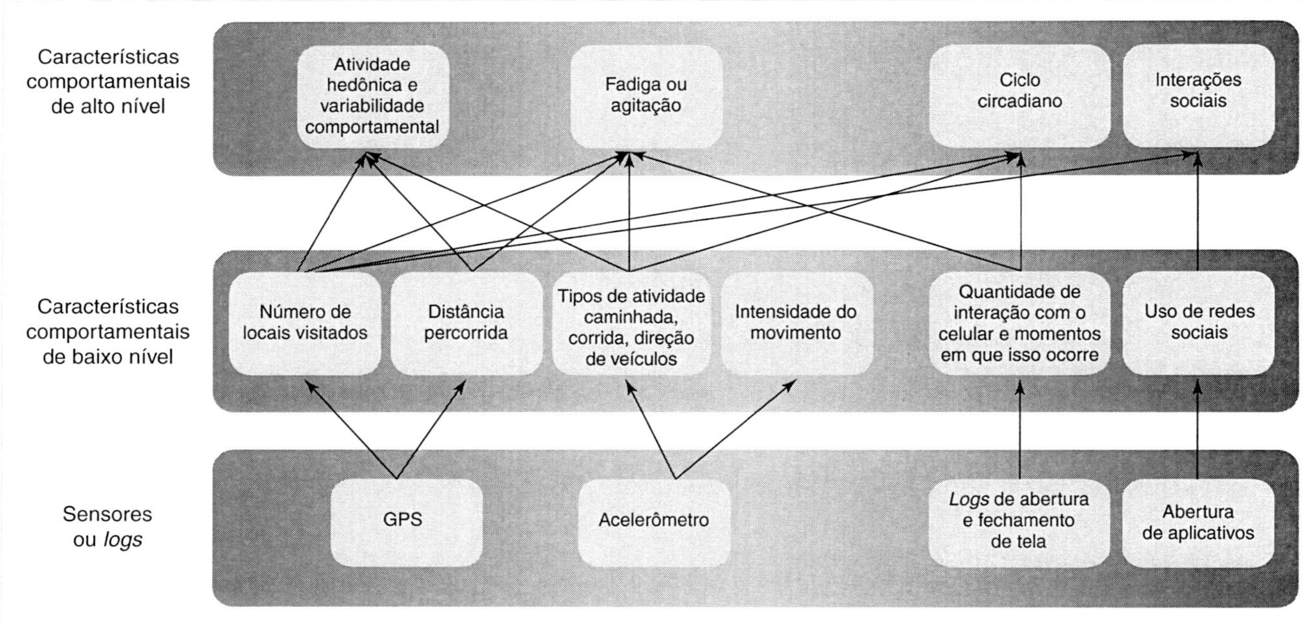

FIGURA 1 Modelo hierárquico para coleta de dados de sensores proposto por Mohr et al. A camada inferior se refere aos dados brutos obtidos pelos sensores. A partir dessas informações, pode-se criar medidas de comportamentos da segunda camada, que, por sua vez, podem ser usados em conjunto para inferir comportamentos relevantes para a clínica.

GPS: *global positioning system.*

Fonte: Mohr et al, 2017.[1]

Um aspecto que caracteriza esses métodos é que, ao se acrescentar uma camada de informação, há também um incremento na complexidade da informação. Dessa forma, quando se tem por objetivo prever características ou sintomas clínicos, é necessário utilizar um grande número de marcadores comportamentais e características para uma previsão precisa. Esse modelo hierárquico reconhece que nem todos os sintomas de transtornos mentais podem ser diretamente detectados pelo método. Apesar disso, demonstra que a análise de dados passivos em conjunto com informações de questionários pode ser capaz de revelar preditores de saúde mental ainda não explorados.

USO DAS COLETAS ATIVA E PASSIVA DE DADOS EM SAÚDE MENTAL

De acordo com uma metanálise recente, a coleta de dados ativa com tecnologias digitais tem sido usada na avaliação de diferentes processos afetivos, cognitivos e comportamentais. Alguns estudos usam EMA para avaliar afetos negativos e positivos, bem como suas variações sistemáticas ao longo do dia, em populações com condições específicas (depressão, transtornos psicóticos e de personalidade, transtornos de alimentação).[3,7] Outro uso da EMA tem sido para examinar processos cognitivos (por exemplo, manifestações subclínicas de sintomas psicóticos, antecipação de ameaças ou pensamentos suicidas) ou comportamentais (episódios de autolesão, uso de substâncias, entre outros).[7]

A maioria dos estudos busca encontrar associações entre fatores contextuais (localização, presença de outras pessoas, por exemplo) ou a percepção subjetiva desses contextos e os comportamentos-problema. A ideia é que seja possível elucidar o papel de mecanismos momentâneos situados em contextos específicos no desenvolvimento e na manutenção de questões de saúde mental.[3] Na prática, isso tem levado a *insights* sobre a dinâmica momentânea de experiências afetivas, um conhecimento que pode ser usado para levantar alvos de tratamento e prevenção. Por exemplo, Shiffman et al.[8] mostraram que sofrimento afetivo, operacionalizado como maior afeto negativo e menor afeto positivo, era mais preditivo de recaídas no uso de nicotina, em sentido contrário à ideia de que o sofrimento afetivo durante recaídas em fumantes diários é decorrente da abstinência de nicotina. Em outro estudo com pacientes com esquizofrenia, as avaliações ao longo do dia mostraram que o isolamento social e o número de interações sociais não previam o surgimento de ideias suicidas, porém a expectativa de estar sozinho mais tarde o fazia. Da mesma forma, maior afeto negativo e maior afeto positivo durante momentos de solidão estavam associados a um aumento desses pensamentos.[9]

Houve, nos últimos anos, um aumento significativo no número de estudos utilizando medidas passivas para avaliar populações com transtornos psiquiátricos. Em grande medida, isso ocorreu em função da promessa de que essas tecnologias poderiam ser usadas na predição de condições clínicas (por exemplo, recaídas de quadros de depressão, uso de substâncias, crises epilépticas, entre outros), assim como para direcionar tratamentos de acordo com uma monitoração em tempo real de sinais biológicos. Nesse contexto, uma área na qual já se produziu conhecimento sobre a associação de dados de sensores e saúde mental é o estudo da depressão. Sintomas de depressão foram associados a diferentes propriedades derivadas das mensurações do GPS (variância dos locais visitados, tempo nessas locações, regularidade na movimentação ao longo do dia); à frequência e aos padrões de uso de celular;[10] e à duração do discurso e ao número de palavras conectadas com a ideia de morte mensuradas pelo sensor de voz do microfone.[11] Alguns estudos mostraram até mesmo que somente medidas passivas como propriedades do uso de tela e conectividade com a rede, poderiam discriminar indivíduos com depressão com mais de 90% de precisão.[12] Além disso, um estudo recente mostrou que a variabilidade de tempo gasto em diferentes localizações e número de locais visitados precedeu o aparecimento de sintomas de depressão e ansiedade em uma amostra de adultos; a relação contrária não foi encontrada, indicando que há uma relação unidirecional.[13]

Uma revisão abrangente de toda a literatura em saúde mental utilizando coletas remotas com tecnologias digitais ultrapassaria escopo deste capítulo. Ao leitor interessado em se aprofundar sobre o estado da arte e sobre as questões atuais dessa área, recomenda-se a leitura de Harvey et al.[3] e Schick et al.[7]

DESAFIOS ATUAIS NA COLETA DE DADOS PARA A SAÚDE MENTAL

Embora promissores, os marcadores digitais, sejam eles coletados ativa ou passivamente, ainda devem ser considerados experimentais e carecem de validação para que possam ser implementados de um ponto de vista clínico. Isso ocorre em parte pela dificuldade de replicar consistentemente resultados entre pesquisas. No caso da EMA, por exemplo, existe uma variabilidade muito grande nos questionários usados e nos esquemas de avaliação, e nem sempre há informações sobre a validade desses instrumentos. Cerca de um quarto dos estudos da literatura não relata a taxa de adesão dos participantes nem as propriedades psicométricas dessas avaliações.[3] Nas pesquisas que apresentaram esses dados, há uma média de 79% de adesão, com estudos com avaliações mais curtas mostrando maior adesão. Quanto à confiabilidade, dois terços dos estudos relataram indicadores de consistência interna, mas a confiabilidade teste-reteste não foi apresentada. A confiabilidade intrassujeito é menos abordada, de maneira geral, com poucos estudos fornecendo indicadores apropriados. Apenas metade dos estudos fornece informações sobre a validade das medidas, com as validades de critério e de construto sendo os tipos mais comuns relatados.[3] Esses dados mostram que, apesar de ser um campo promissor, ainda são necessárias pesquisas para validar melhor esses métodos e aumentar a transparência e a reprodutibilidade dos resultados.

Ainda nesse sentido, o estudo de medidas passivas também enfrenta desafios de validação, com uma heterogeneidade grande entre pesquisas. O fato de a tecnologia variar de um estudo para outro levanta dúvidas a respeito dos motivos de os resultados serem diferentes. Não é claro se resultados discrepantes entre pesquisas ocorrem em função da população clínica, do desenho do estudo ou dos próprios sensores. Já há, no entanto, algumas iniciativas no sentido de aumentar a transparência e a reprodutibilidade de pesquisas usando coletas com tecnologias digitais. São exemplos os repositórios abertos construídos para agrupar itens de questionários de EMA, reportar as pesquisas nas quais foram usados e apresentar suas propriedades psicométricas.[14]

Para a coleta passiva, Goldsack et al.[15] propuseram que a validação de dispositivos para propósitos clínicos deve conter três etapas: **verificação**, **validação analítica** e **validação clínica**. A primeira etapa consiste em testes da qualidade da tecnologia e envolve experimentos que mostrem que os sensores são de fato capazes de capturar os dados de forma acurada e que as informações são registradas da maneira correta. Em geral, essa etapa é realizada antes de se fazerem testes com humanos e, embora os fabricantes de dispositivos realizem esses testes, raramente os resultados são publicados. Isso significa que dispositivos diferentes podem fazer mensurações distintas sobre o mesmo fenômeno, impactando a possibilidade de tornar os resultados reproduzíveis. Mais estudos e transparência sobre essa etapa são fundamentais para ajudar pesquisadores a entender se falhas de replicações ocorrem em função de problemas nos dispositivos ou se dizem respeito à população clínica ou ao desenho do estudo.

Uma segunda etapa é a **validação analítica**, que envolve entender se o dispositivo é eficaz para captar e transmitir os dados corretamente e se os algoritmos que processam esses dados operam conforme o previsto. Nessa etapa, avalia-se a precisão da métrica gerada por esses algoritmos, seja em tempo real ou de forma retrospectiva, em comparação com um padrão de referência apropriado. Uma das dificuldades atuais com relação a essa etapa é que as tecnologias usadas para coleta passiva são constantemente atualizadas, tanto *hardware* como *software*. Uma vez que se atualiza um sistema, não se pode supor que uma validação feita com uma versão prévia se aplique a versões atualizadas. Essa etapa representa, portanto, um desafio grande para a área.

Somente depois dessas duas primeiras etapas é possível fazer a **validação clínica**, que visa mostrar que o dispositivo não apenas mede com precisão, mas também gera resultados clinicamente significativos. Isso significa demonstrar que a tecnologia pode prever, diagnosticar ou monitorar condições de saúde de maneira eficaz no mundo real.

Em suma, existem ainda muitos desafios a serem superados no que diz respeito à validação de dados digitais porém há iniciativas nesse sentido. Essas propostas são importantes e provavelmente terão um papel fundamental para permitir que algoritmos e modelos válidos sejam desenvolvidos e implementados na clínica.

Uma questão adicional sobre a coleta remota de dados está relacionada ao acesso à tecnologia. A captação dos dados de dispositivos eletrônicos necessita de infraestruturas que requerem conhecimentos técnicos específicos, necessitando de intensa colaboração multidisciplinar envolvendo engenharia e ciências da computação. No caso da coleta de dados usando sensores, deve-se levar em conta também os custos potencialmente elevados. Dependendo da granularidade do sensor e do tamanho da amostra, pode ser necessária grande capacidade computacional e de armazenamento. No caso da coleta ativa, um desafio recorrente diz respeito à cooperação dos indivíduos. O balanço entre tamanho amostral e quantidade de dados coletados deve ser levado em conta, pois coletas muito duradouras tendem a apresentar menor adesão.[3]

QUESTÕES ÉTICAS SOBRE A COLETA REMOTA DE DADOS

Por conta das principais características da coleta de dados remota, é natural que haja preocupações relativas ao tipo de dados coletados e aos usos deles. Dois exemplos que deixam essas questões particularmente claras são as informações captadas pelo GPS de um celular ou os dados de uso de aplicativos. Se por um lado essas informações podem ser úteis para desenvolver algoritmos capazes de predizer se uma pessoa está em risco para uma condição de saúde mental, por outro elas se referem a aspectos da vida pessoal que o indivíduo pode preferir manter privados. A linha entre a coleta útil de dados e a invasão de privacidade é tênue e requer uma abordagem cuidadosa. Em primeiro lugar, é essencial que os usuários desses sistemas estejam plenamente cientes de quais dados estão sendo coletados, como serão usados e quem terá acesso a essas informações. Esse conhecimento permite que os indivíduos façam escolhas informadas sobre sua participação em coletas desse tipo, podendo comparar os benefícios potenciais e os riscos a sua privacidade. A transparência deve incluir um detalhamento sobre os diferentes tipos de dados que os sujeitos estão dispostos a compartilhar. Além da transparência e do consentimento, a segurança dos dados é outra preocupação ética primária nessa área. O uso de sistemas remotos de coleta de dados requer medidas específicas de proteção de dados para prevenir o acesso não autorizado, o uso indevido ou o vazamento de informações. Essas medidas demandam a implementação de técnicas avançadas de segurança cibernética e práticas de governança de dados que assegurem a integridade e a confidencialidade dos dados.

CONCLUSÃO

A disseminação de métodos de coleta de dados remotos por meio de tecnologias digitais trouxe grandes oportunidades em inovação na área da saúde mental. Ferramentas de coleta ativa, como a avaliação momentânea ecológica, permitem obter informações detalhadas sobre experiências subjetivas, comportamentos e sintomas em tempo real, superando limitações de métodos retrospectivos tradicionais. Da mesma forma, a coleta passiva aproveita a ubiquidade dos dispositivos digitais para coletar dados objetivos sobre padrões de comportamento, movimentação, interações sociais e sinais fisiológicos, configurando-se como fonte de informações que, até então, eram inacessíveis.

Esses métodos mostram-se promissores para entender, monitorar e intervir em transtornos mentais de maneira mais eficaz e personalizada; contudo, no estado atual, esses marcadores ainda têm um caráter experimental. Questões sobre validação técnica, replicabilidade dos resultados e a necessidade de estabelecer padrões claros para a interpretação dos dados coletados mostram que ainda existem obstáculos na transição dessas tecnologias do campo de pesquisa para a prática clínica.

Além disso, as preocupações éticas relacionadas a privacidade, consentimento informado e segurança dos dados exigem atenção rigorosa para garantir que os benefícios dessas tecnologias não sejam ofuscados pelos riscos potenciais. Os esforços contínuos para superar os desafios técnicos, metodológicos e éticos serão cruciais para se atingir plenamente o potencial dessas tecnologias.

REFERÊNCIAS BIBLIOGRÁFICAS

1. Mohr DC, Zhang M, Schueller SM. Personal sensing: understanding mental health using ubiquitous sensors and machine learning. Annu Rev Clin Psychol. 2017; 13(1):23-47.
2. Shiffman S, Stone AA, Hufford MR. Ecological momentary assessment. Annu Rev Clin Psychol. 2008;4(1):1-32.
3. Schick A, Rauschenberg C, Ader L, Daemen M, Wieland LM, Paetzold I, et al. Novel digital methods for gathering intensive time series data in mental health research: scoping review of a rapidly evolving field. Psychol Med. 2023; 53(1):55-65.
4. Margraf J, Taylor B, Ehlers A, Roth WT, Agras WS. Panic attacks in the natural environment. J Nerv Ment Dis. 1987; 175(9):558-65.
5. Ebner-Priemer UW, Kuo J, Welch SS, Thielgen T, Witte S, Bohus M, et al. A valence-dependent group-specific recall bias of retrospective self-reports: a study of borderline personality disorder in everyday life. J Nerv Ment Dis. 2006; 194(10):774-9.
6. Insel TR. Digital phenotyping: a global tool for psychiatry. World Psychiatry. 2018; 17(3):276-7.

7. Harvey PD, Depp CA, Rizzo AA, Strauss GP, Spelber D, Carpenter LL, et al. Technology and mental health: state of the art for assessment and treatment. Am J Psychiatry. 2022; 179(12):897-914.
8. Shiffman S, Scholl SM, Mao J, Ferguson SG, Hedeker D, Tindle HA. Ecological momentary assessment of temptations and lapses in non-daily smokers. Psychopharmacology. 2020; 237(8):2353-65.
9. Depp CA, Moore RC, Perivoliotis D, Holden JL, Swendsen J, Granholm EL. Social behavior, interaction appraisals, and suicidal ideation in schizophrenia: the dangers of being alone. Schizophr Res. 2016; 172(1-3):195-200.
10. Saeb S, Zhang M, Karr CJ, Schueller SM, Corden ME, Kording KP, et al. Mobile phone sensor correlates of depressive symptom severity in daily-life behavior: an exploratory study. J Med Internet Res. 2015; 17(7):e175.
11. Wang R, Wang W, da Silva A, Huckins JF, Kelley WM, Heatherton TF, et al. Tracking depression dynamics in college students using mobile phone and wearable sensing. Proc ACM Interac, Mobile Wearable Ubiquitous Tech. 2018;2(1):26.
12. Opoku Asare K, Terhorst Y, Vega J, Peltonen E, Lagerspetz E, Ferreira D. Predicting depression from smartphone behavioral markers using machine learning methods, hyperparameter optimization, and feature importance analysis: exploratory study. JMIR Mhealth Uhealth. 2021; 9(7):e26540.
13. Meyerhoff J, Liu T, Kording KP, Ungar LH, Kaiser SM, Karr CJ, et al. Evaluation of changes in depression, anxiety, and social anxiety using smartphone sensor features: longitudinal cohort study. J Med Internet Res. 2021; 23(9):e22844.
14. Kirtley O, Eisele G, Kunkels YK, Hiekkaranta AP, Van Heck L, Pihlajamäki MR, et al. The experience sampling method (ESM) item repository. 2018. DOI: 10.17605/OSF.IO/KG376.
15. Goldsack JC, Coravos A, Bakker JP, Bent B, Dowling AV, Fitzer-Attas C, et al. Verification, analytical validation, and clinical validation (V3): the foundation of determining fit-for-purpose for biometric monitoring technologies (BioMeTs). NPJ Digit Med. 2020; 3:55.

5

Mobile mental health e intervenções digitais em saúde mental

Daniel Graça Fatori

INTRODUÇÃO

Os transtornos mentais são condições prevalentes classificadas como a sétima causa mais importante de anos de vida perdidos ajustados por incapacidade.[1] Embora haja uma ampla gama de tratamentos baseados em evidências disponíveis, pessoas com transtorno mental frequentemente não recebem tratamento, em especial em países de renda baixa e média, como o Brasil,[2] onde vive a maior parte da população mundial. Entre várias barreiras, como baixa percepção da necessidade de tratamento e barreiras de atitude perante o transtorno mental, sabe-se que as barreiras estruturais, como a falta de disponibilidade de serviços e o número insuficiente de profissionais especializados, impedem as pessoas de receber os cuidados necessários.[3]

Uma abordagem promissora para superar essas dificuldades é utilizar a tecnologia digital para fornecer intervenções em saúde mental. Se no passado os computadores eram caros, grandes e pouco acessíveis, atualmente os *smartphones* são cada vez mais baratos, portáteis e eficientes. A cada ano a indústria desses dispositivos cresce substancialmente, atingindo um número cada vez maior de pessoas. Na década atual, dados de pesquisa da Fundação Getulio Vargas (FGV) apontam que no Brasil já há mais *smartphones* do que habitantes. Além disso, tecnologias que antes estavam restritas a *smartphones* extremamente caros (como alta resolução de tela, sensores variados, processamento eficiente etc.) atualmente também estão disponíveis em celulares de baixo custo.

Dessa forma, a ampla disponibilidade de *smartphones*, aliada à facilidade de conexão à internet, supera as distâncias geográficas, permitindo a comunicação em tempo real, e possibilita acesso a aplicativos que podem fornecer ou dar suporte a intervenções de saúde mental. No contexto de uma abordagem de cuidados por etapas (*stepped care*), intervenções por *smartphone* que sejam eficazes poderão ser incorporadas aos sistemas de saúde, otimizando recursos e minimizando a sobrecarga do sistema.

Ao longo deste capítulo, será apresentada a definição de *mobile mental health* (mMH), os diversos tipos de funcionalidade dessas intervenções, o estado atual da literatura sobre tratamento por meio de aplicativos, assim como as limitações atuais e as futuras direções possíveis.

DEFINIÇÕES

Mobile mental health (mMH) é o nome dado ao conjunto de intervenções no campo da saúde mental que tem como suporte aparelhos móveis (*mobile devices*), frequentemente *smartphones*. Essas intervenções são os aplicativos (conhecidos como apps, que deriva do inglês *application*), *softwares* desenvolvidos especificamente para esses dispositivos. Os *apps* costumam ser relativamente fáceis de serem desenvolvidos, justamente por existirem *frameworks* e linguagens bem estabelecidos para essa tarefa, com baixos custos e pouco tempo de desenvolvimento. São também facilmente disseminados por meio de lojas digitais, nas quais os usuários conseguem baixar e instalar um *app* com alguns toques na tela em questão de minutos ou segundos. De maneira geral, o desenvolvimento de um *app* consiste no *frontend* e no *backend*. O *frontend* engloba tudo que o usuário vê e a maneira como interage (telas, botões etc.). Um bom desenvolvimento *frontend* é crucial para tornar o *app* interessante e fácil de ser utilizado. Já o *backend* é aquilo que o usuário não vê, isto é, a estrutura que funciona por trás do *app* que o faz funcionar, como o gerenciamento e a transferência de dados, os servidores etc. Um *backend* bem-desenvolvido permite que as informações do usuário circulem de forma efetiva e segura.

O National Institute for Health and Care Excellence (Nice) do Reino Unido, pioneiro na avaliação de ferramentas móveis de saúde (mHealth), classifica essa prática em quatro categorias definidas de acordo com funcionalidades específicas:[4]

1. Suporte ao diagnóstico.
2. Suporte a tratamentos convencionais.
3. Tratamento.
4. Psicoeducação.

O Quadro 1 resume essas algumas definições e exemplos de usos de *apps* com essas funcionalidades, abordadas com mais detalhes adiante.

Há *apps* que podem complementar ou oferecer suporte para o diagnóstico de pessoas com suspeita de transtorno mental. Em um nível mais

QUADRO 1 Classificação dos *apps* na área da saúde mental

Funcionalidade	Definição	Exemplos
Suporte ao diagnóstico	Avaliação de sintomas por meio de escalas ou dados de sensores	• Monitoramento diário de sintomas de ansiedade por meio de escalas validadas • Monitoramento de dados de GPS e acelerômetro para medir atividade a fim de estimar fadiga e cansaço
Suporte a tratamentos convencionais	Promoção de mudanças comportamentais para otimizar tratamentos e melhorar a adesão	• Notificações diárias para lembrar o paciente de tomar medicamento para depressão • Recompensa monetária após paciente demonstrar abstinência por meio de bafômetro via *bluetooth*
Tratamento	Tratamento administrado pelo paciente via *app* com ou sem suporte de profissional	• Aprendizado de técnicas de meditação por meio de áudios guiados para redução de estresse e ansiedade • Aprendizado de técnicas de ativação comportamental e uso de agenda digital para implementação da técnica na rotina diária
Psicoeducação	Educação acerca dos transtornos mentais	• Educação sobre os sintomas de estresse pós-traumático, quando procurar ajuda e onde encontrar atendimento

GPS: *global positioning system*.
Fonte: elaborado pelo autor.

simples, um *app* pode oferecer uma versão digitalizada de uma escala convencional da área da saúde mental, por exemplo, a *Patient Health Questionnaire*-9 (PHQ-9) para depressão ou a *Generalized Anxiety Disorder*-7 (GAD-7) para ansiedade. A conveniência do meio digital, juntamente com a robustez de escalas previamente validadas, pode funcionar como método de triagem automatizada para ambulatórios, clínicas ou hospitais. A informação inserida pelo usuário pode ser rapidamente processada e enviada para uma central que automaticamente encaminha o caso para a realização de procedimento adequado (consulta, novos exames etc.). Outros *apps* podem coletar informações dos sensores dos celulares, como *global positioning system* (GPS), acelerômetro, microfone, câmera, entre outros. Essas informações podem ser utilizadas para complementar um diagnóstico, mas raramente substituir técnicas convencionais. Um exemplo seria utilizar o padrão de movimentação detectado por GPS ou acelerômetro para auxiliar na detecção de sintomas de fadiga e lentidão psicomotora, ou a câmera para detectar sinais faciais que indicam sintomas de depressão. Mais ainda, um discurso gravado pelo microfone pode auxiliar na detecção de sintomas de psicose. Essas funcionalidades são discutidas no Capítulo 4 – "Coleta ativa e coleta passiva de dados em saúde mental".

Outra categoria de *apps* se relaciona com as inúmeras intervenções farmacológicas e psicossociais, com ampla evidência científica, que existem na área da saúde mental. Muitas vezes essas intervenções não alcançam a eficácia esperada no mundo real em razão de problemas de aderência. Os *apps* podem atuar nesse ponto e otimizar a eficácia de uma intervenção convencional por meio de modificações comportamentais que visam melhorar a adesão. Em um tratamento com inibidor seletivo da recaptação de serotonina para depressão, por exemplo, o paciente necessita tomar a medicação diariamente de forma contínua para alcançar a redução dos sintomas. Um *app* que monitore o paciente e envie notificações pode ajudar a garantir a adesão; outro *app* pode ajudar oferecendo conteúdos educativos que influenciam a tomada de decisão do paciente ou oferecer recompensa quando o medicamento for utilizado da forma correta.

Há, ainda, *apps* que podem funcionar como tratamentos administrados pelo paciente. Essa funcionalidade é provavelmente a mais discutida e estudada por pesquisadores ao redor do mundo. Um *app* com essa funcionalidade atua como um medicamento ou uma terapia, isto é, um tratamento em si, que precisa ser administrado da forma correta para que a redução de sintomas ocorra.

São exemplos *app* que ensina técnicas de meditação de forma gradual, da mais simples à mais complexa, com o objetivo de reduzir sintomas de ansiedade; assim como um *app* que se utiliza de elementos de gamificação para ensinar reestruturação cognitiva e ativação comportamental para o tratamento de depressão. As possibilidades são inúmeras e diversos pesquisadores internacionais têm desenvolvido *apps* com o objetivo de tratar transtornos mentais. O foco principal deste capítulo é a discussão sobre esse tipo de *app*.

Por fim, alguns *apps* têm como funcionalidade central a psicoeducação, ou seja, ensinar pessoas sobre os diversos fatores relacionados aos transtornos mentais (sintomas, tratamentos, prognósticos etc.). Esse tipo de intervenção é importante para a conscientização acerca da saúde mental, exercendo papel crucial para que as pessoas percebam quando precisam de ajuda, como e onde encontrá-la, seja para si mesmo ou para familiares, amigos ou colegas. *Apps* que oferecem coleções de vídeos e textos com linguagem adequada para leigos são exemplos desse tipo de intervenção. A funcionalidade de psicoeducação é frequentemente utilizada por *apps* com outras funcionalidades que procuram tratar transtornos mentais, logo é possível a sobreposição de funcionalidades das quatro categorias.

AVALIAÇÃO DE *APPS* EM SAÚDE MENTAL

A eficácia, a efetividade e a segurança dos *apps* em saúde mental são naturalmente uma grande preocupação por parte da comunidade clínica e científica. Assim como todo tratamento, dispositivo ou tecnologia na área da saúde, os *apps* precisam atingir padrões de qualidade para que pacientes e clínicos possam se utilizar dessas intervenções de forma segura. Uma revisão sistemática apontou, no entanto, que apenas 2% dos *apps* relacionados à saúde mental disponíveis nas duas principais lojas de *apps* atuais (App Store® e Play Store®) possuem evidência científica publicada.[5] Esse dado é alarmante, pois pessoas com transtornos mentais estão suscetíveis a baixar e usar *apps* ineficazes ou até mesmo inseguros, até mesmo com o potencial de piorar o quadro clínico; assim como clínicos estão suscetíveis a prescrever um *app* com esses mesmos problemas.

É importante destacar, ainda, que atualmente não existe um consenso internacional que estabeleça como avaliar e regulamentar *apps* na área da saúde. Muito do que se tem feito até aqui foi baseado em regulamentações e critérios utilizados desde os anos 2000, focados em *softwares* e dispositivos.

Houve progressos importantes realizados ao redor do mundo, por exemplo, pela agência reguladora norte-americana Food and Drug Administration (FDA), que lançou em 2022 um documento específico sobre mHealth, e pelo Nice do Reino Unido, que oferece recomendações de *apps* para saúde mental. No Brasil, a Agência Nacional de Vigilância Sanitária (Anvisa) publicou resoluções nos últimos 5 anos que procuram regulamentar *softwares as a medical device* (SaMD), categoria na qual os *apps* se incluem. Apesar dessas iniciativas, além de muitas outras, ainda é possível lançar no mercado um *app* sem nenhuma necessidade de demonstrar comprovação de eficácia e segurança, algo que seria impossível no caso de medicamentos.

Enquanto não surge um consenso internacional sobre os critérios de avaliação de *apps*, clínicos e pacientes podem se basear em uma avaliação focada em cinco dimensões específicas:

1. Dados.
2. Conteúdo.
3. Eficácia e segurança clínica.
4. Usabilidade.
5. Segurança e privacidade.

O Quadro 2 apresenta essas dimensões e algumas sugestões de perguntas importantes que podem ser direcionadas a qualquer *app* relacionado à saúde mental. Um *app* adequado deverá conter informação suficiente para responder a todas essas perguntas de forma clara e transparente. É de suma importância, ainda, que um *app* tenha evidências científicas demonstrando eficácia e segurança para que seja utilizado por um paciente ou prescrito por um clínico. Um *app* que meramente se apoia em evidências científicas indiretas (por exemplo, informa que é baseado em terapia de aceitação e compromisso, mas não apresenta achados derivados de ensaio clínico), não tem evidência suficiente de eficácia ou segurança.

EFICÁCIA DE *APPS* PARA TRATAMENTO DE TRANSTORNOS MENTAIS

As intervenções por *app* usualmente são norteadas por técnicas psicológicas e comportamentais baseadas em evidências bem estabelecidas e validadas, originalmente desenvolvidas para serem administradas por psicoterapeutas em ambientes clínicos tradicionais. Ao longo dos últimos

QUADRO 2 Sugestão de perguntas para avaliação de *apps* relacionados à saúde mental saúde mental para pacientes e clínicos

Dados	Conteúdo	Eficácia e segurança clínica	Usabilidade	Segurança e privacidade
Que tipos de dados são coletados?	As intervenções contidas no *app* são baseadas em teorias científicas?	As funcionalidades e objetivos do *app* são claros?	O *app* tem uma interface de fácil navegação?	O *app* tem uma política de privacidade?
Há clareza acerca do porquê da coleta de cada tipo de dado?	O conteúdo representa de forma acurada e fidedigna as teorias científicas?	Quais são os desfechos clínicos que o *app* se propõe a diagnosticar, tratar ou educar?	O *app* é acessível para pessoas de diversos níveis sociais, educacionais e culturais?	Quais medidas de segurança são utilizadas para proteger os dados de usuários?
Os dados de sensores do *smartphone* são coletados?	Há clareza acerca das fontes científicas dos conteúdos?	Há estudos clínicos demonstrando dados de eficácia e segurança do *app*?	O *app* é interessante ou engajante?	Com que finalidade os dados são utilizados?
O usuário tem acesso aos dados que são coletados?	O conteúdo é comunicado de forma clara e com linguagem adequada para leigos?	O *app* é recomendado ou aprovado por algum órgão regulador ou instituição/associação científica?	O *app* tem uma *performance* que oferece boa navegação em *hardwares* diversos?	Os dados são compartilhados com terceiros? Como e onde são armazenados?

Fonte: elaborado pelo autor.

anos, os pesquisadores se empenharam em adaptar essas técnicas ao contexto digital, usualmente simplificando conceitos psicológicos e comportamentais para otimizar o aprendizado do paciente, já que nem todas as intervenções por *apps* são guiadas por um psicoterapeuta. As simplificações são necessárias também para a adequação ao formato digital, no qual a duração da atenção do usuário é limitada, principalmente quando comparada a um atendimento clínico tradicional. Essas intervenções frequentemente seguem uma estrutura psicoeducacional, na qual os indivíduos se familiarizam gradualmente com as técnicas e posteriormente as incorporam a suas rotinas diárias. Além disso, é comum que os *apps* permitam que os usuários monitorem regularmente seus sintomas e comportamentos, promovendo o autoconhecimento e aumentando o envolvimento no processo de tratamento. O monitoramento também pode permitir a customização do tratamento oferecido pelo *app*, como a introdução de um módulo para tratamento de ansiedade para um usuário que começa a relatar aumento de sintomas de ansiedade.

Assim, apesar de os *apps* serem de fato baseados em conhecimentos científicos prévios, a ausência de estudos clínicos específicos torna impossível determinar se são realmente eficazes em tratar transtornos mentais. Por isso, nos últimos anos, já há pesquisadores internacionais dedicados a centenas de estudos clínicos com o objetivo de investigar a eficácia e a segurança de *apps* para tratar sintomas de diversos transtornos mentais. Esses estudos vêm sendo revisados e metanalisados, fornecendo evidências acerca da eficácia desses *apps* para tratamento de transtornos mentais, discutidas a seguir.

Weasel et al.[6] investigaram a eficácia de *apps* para diversos transtornos mentais. Considerando 19 estudos encontrados em sua revisão, esses autores apontaram evidência significativa de eficácia de *apps* para o tratamento de depressão e uso de tabaco, encontrando tamanhos de efeito moderados. Os *apps* para ansiedade, automutilação, problemas do sono, ideação suicida e uso de álcool não demonstraram eficácia significativa. Em geral, estudos que se utilizaram de grupo de controle como lista de espera, em vez de outros tipos de controles (por exemplo, controle ativo), apresentaram efeitos maiores ou até mesmo significativos. Esse achado demonstra a fragilidade das evidências, já que demonstrar superioridade em relação a um grupo de controle mais rigoroso torna uma evidência mais robusta.

Mais recentemente, outra revisão abrangente examinou evidências metanalíticas sobre intervenções por *apps* para uma variedade de transtornos mentais.[7] O estudo incluiu 14 metanálises diferentes, englobando dados de 145 ensaios clínicos randomizados e mais de 47 mil participantes. Os dados sugeriram efeitos pequenos, mas significativos, dos *apps* para tratar ansiedade, depressão, uso de tabaco e estresse, bem como daqueles para e melhorar a qualidade de vida. Assim como no estudo anterior, essa metanálise identificou que estudos que utilizaram grupos de controle menos rigorosos apresentaram tamanhos de efeito maiores. Mais ainda, os *apps* não diferiram significativamente ao se comparar controles ativos e tratamento adjuvante. Os autores concluíram que não é possível recomendar *apps* em razão de as metanálises levantadas não apresentarem dados de viés de publicação. Esse viés, relacionado ao fato de que muitos resultados não são publicados, pode influenciar fortemente os achados de uma metanálise, principalmente quando os tamanhos amostrais são pequenos em razão da escassez de estudos. Por fim, os autores também alertam para a falta de informação sobre eventos adversos.

Por fim, Linardon et al.[8] investigaram a eficácia de intervenções por *app* para tratar sintomas de depressão e ansiedade. Cento e setenta e seis ensaios clínicos randomizados foram incluídos na metanálise. Para sintomas de depressão, os resultados apontaram um tamanho de efeito significativo pequeno. Análises de subgrupo mostraram que tamanhos de efeito maiores estavam associados a estudos sem controle ativo, amostra pré-selecionada, *app* baseado em terapia cognitivo-comportamental e uso de tecnologia de *chatbot*. Quando realizaram uma subanálise de estudos que comparam *apps* com intervenções ativas, o efeito estatisticamente significativo desapareceu. Esse achado, semelhante aos dos outros estudos mencionados, tem se mostrado consistente em revisões e metanálises. Para os sintomas de ansiedade, os pesquisadores também encontraram um efeito significativo pequeno.

LIMITAÇÕES E DIREÇÕES FUTURAS

Apps para tratamento de transtornos mentais são promissores, mas ainda faltam dados de alta qualidade advindos de ensaios clínicos bem desenhados que corroborem seu uso. A utilização de grupos de controle menos rigorosos (como lista de espera) frequentemente está associada a efeito sem significância estatística ou clinicamente irrelevante e as evidências atuais apontam tamanhos de efeitos frequentemente pequenos, fatores que limitam essa modalidade de tratamento.

Os tamanhos de efeito pequenos podem estar relacionados ao engajamento ou à adesão. Embora mais estudos sejam necessários para identificar os mecanismos que explicam a baixa adesão, evidências atuais indicam que usabilidade inadequada, preocupações com privacidade e confiança, bem como falta de suporte durante crises ou ausência de *feedback* humano, podem ser aspectos que motivam as baixas taxas de engajamento.[9] Dados recentes revelam que a taxa de abandono de ensaios clínicos de *apps* para sintomas depressivos, por exemplo, é estimada em 47%.[10] É importante destacar, no entanto, que essa taxa elevada de abandono está alinhada com as observadas em outras estratégias de tratamento em saúde mental. Para comparação taxas elevada de abandono de cerca de 30% foram relatadas em estudos que examinaram a retenção de tratamento para medicamentos antidepressivos e de aproximadamente 47%, para psicoterapia.[10] Esses dados demonstram que a adesão não é um problema exclusivo da área de mHealth. De qualquer forma, refinar o engajamento do usuário usando técnicas tanto do campo do *design* quanto da psicologia comportamental será fundamental para promover a aderência a essas intervenções.

Alguns *apps* podem, por sua vez, não ser adequados para todos os transtornos mentais ou subgrupos destes. Como exemplo, uma metanálise recente mostrou que os *apps* não foram eficazes na redução de depressão ou ansiedade perinatal, mesmo que existam, atualmente, mais de 70 *apps* disponíveis comercialmente para tratar essas condições.[11] Mulheres deprimidas no período perinatal que tentam tratar seus sintomas com um *app* não apenas podem não conseguir nenhuma melhora, mas também podem experimentar piora dos sintomas e comprometimento funcional, além de atrasarem a busca por tratamentos baseados em evidências. Há, portanto, uma clara necessidade de desenvolvimento de *apps* de maior qualidade para abordar a depressão e a ansiedade perinatal, com estudos de alta qualidade testando sua eficácia. Outro subgrupo que merece atenção é o de pessoas em risco de suicídio. As evidências atuais de uma metanálise abrangente descobriram que *apps* para tratar ideação suicida não diferem das condições de controle.[7] Essa é uma clara indicação da limitação dos *apps* para lidar com crises que podem resultar em suicídio. Confiar nessas intervenções tem o potencial de levar a um aumento na ideação suicida e, nos piores casos, nas tentativas de suicídio.

Para além dessas limitações específicas, a literatura mostra que faltam dados sobre a segurança do uso de *apps* em saúde mental e muito raramente os estudos relatam dados sobre eventos adversos.[7] Esse aspecto pode estar relacionado à falta de consenso na definição de eventos adversos no contexto de intervenções digitais ou à indisponibilidade de uma ferramenta estabelecida para avaliá-los.[12] Esse é um claro contraste com a literatura de farmacologia, na qual efeitos adversos são bem estabelecidos em termos de sintomas e meios de avaliação. Sem uma compreensão clara dos potenciais eventos adversos dos *apps* para tratar transtornos mentais, é difícil recomendá-los, especialmente para subgrupos de pacientes vulneráveis, incluindo, mas não se limitando a, mulheres deprimidas no período perinatal e pessoas em risco de suicídio.

Finalmente, para aproveitar plenamente os potenciais benefícios dos tratamentos por *apps*, é necessário haver mais pesquisa para ampliar a base de evidências em diversas populações e contextos. Uma revisão sistemática recente identificou apenas 22 estudos que testaram intervenções psicológicas digitais (incluindo saúde mental a distância, *apps* e outros) conduzidos em países de baixa e média renda. Esse é um dado preocupante, já que demonstra que a maior parte da população mundial, justamente a que vive em condições de renda mais desfavoráveis, não tem garantia de eficácia, segurança e adequação cultural de intervenções por *apps*. A questão da adaptação cultural não é amplamente discutida, mas é de extrema relevância. Diferenças culturais entre países podem influenciar viabilidade, aceitação, engajamento, adesão e outros aspectos. Os pacientes de um país podem estar acostumados a uma experiência comum que não é igual em outros países. Essas diferenças culturais acerca da experiência com os transtornos mentais e seus sintomas também podem impactar o uso de um *app*. Assim, algumas técnicas psicológicas adaptadas para o meio digital podem ter mais aceitação por algumas culturas, por exemplo, técnicas de terapia cognitivo-comportamental na América do Norte. Outro ponto pouco discutido é a menor disponibilidade de recursos em países de baixa e média renda. Um *app* que dependa de conexão contínua com a internet, por exemplo, pode não funcionar de maneira adequada em regiões rurais em que a internet é inexistente ou onde as conexões têm baixa qualidade. Além disso, *apps* mais recentes podem exigir recursos de *hardware* que muitas vezes não estão disponíveis em *smartphones* de baixo custo, inviabilizando ou dificultando clínicas com *apps* por pessoas de baixa renda. Esse aspecto demonstra a necessidade de pesquisas clínicas com *apps* em diversos países do mundo, considerando vários contextos culturais e econômicos, para definir a validade e a eficácia dessas intervenções em um cenário mais amplo.

CONCLUSÃO

Evidências atuais apontam que os *apps* demonstram potencial na redução dos sintomas de transtornos mentais como depressão e ansiedade, contudo mais estudos com qualidade metodológica são necessários para que seja de fato possível recomendar *apps* para pacientes de forma segura. Há limitações claras relacionadas à adesão ao uso de *apps*, à adequação a subgrupos específicos de pessoas com transtornos mentais (como pacientes com ideação suicida) e à falta de validade dos *apps* em diversos contextos culturais e econômicos.

Atualmente, na maior parte do mundo, órgãos reguladores da área da saúde não exigem que *apps* para tratar transtornos mentais sejam avaliados antes de entrar no mercado. Mais ainda, não existe um consenso acerca dos critérios necessários para avaliar as intervenções. Assim, os clínicos devem ter cautela ao prescrever *apps* como tratamento. Informações disponibilizadas pelos órgãos reguladores e diretrizes de associações científicas podem ajudar nessa tarefa. Além disso, recomenda-se aos clínicos verificar as evidências científicas publicadas em periódicos científicos revisados por pares.

Em suma, com quase metade da população mundial sem acesso a tratamento adequado para transtornos mentais por conta de barreiras logísticas, financeiras e de estigma, o futuro das intervenções mMH é promissor, justamente por seu potencial de permitir um enorme alcance populacional com baixo custo relativo. Seu papel nos sistemas de saúde ainda é incerto, no entanto, em razão da ausência de evidências conclusivas e de uma regulação específica para esse tipo de intervenção. Mais evidências científicas de qualidade serão necessárias nos próximos anos para definir o papel das intervenções por *app* no grande escopo da área da saúde mental.

REFERÊNCIAS BIBLIOGRÁFICAS

1. Global Burden of Disease 2019 Mental Disordes Collaborators. Global, regional, and national burden of 12 mental disorders in 204 countries and territories, 1990-2019: a systematic analysis for the Global Burden of Disease Study 2019. Lancet Psychiatry. 2022;9(2):137-50. DOI:/10.1016/S2215-0366(21)00395-3.
2. Moitra M, Santomauro D, Collins PY, Vos T, Whiteford H, Saxena S, et al. The global gap in treatment coverage for major depressive disorder in 84 countries from 2000-2019: a systematic review and Bayesian meta-regression analysis. PLoS Med. 2022; 19(2):e1003901. DOI: 10.1371/journal.pmed.1003901.
3. Andrade LH, Alonso J, Mneimneh Z, Wells JE, Al-Hamzawi A, Borges G, et al. Barriers to mental health treatment: results from the WHO World Mental Health surveys. Psychol Med. 2014; 44(6):1303–17. DOI: 10.1017/S0033291713001943.
4. Rowland SP, Fitzgerald JE, Holme T, Powell J, McGregor A. What is the clinical value of mHealth for patients? NPJ Digit Med. 2020; 3:4. DOI: 10.1038/s41746-019-0206-x
5. Lau N, O'Daffer A, Colt S, Yi-Frazier JP, Palermo TM, McCauley E, et al. Android and iPhone mobile *apps* for psychosocial wellness and stress management: systematic search in *app* stores and literature review. JMIR Mhealth Uhealth. 2020; 8(5):e17798. DOI: 10.2196/17798.
6. Weisel KK, Fuhrmann LM, Berking M, Baumeister H, Cuijpers P, Ebert DD. Standalone smartphone *apps* for mental health-a systematic review and meta-analysis. NPJ Digit Med. 2019; 2:118. DOI: 10.1038/s41746-019-0188-8.
7. Goldberg SB, Lam SU, Simonsson O, Torous J, Sun S. Mobile phone-based interventions for mental health: a systematic meta-review of 14 meta-analyses of randomized controlled trials. PloS Digital Health. 2022;1(1):e0000002. DOI: 10.1371/journal.pdig.0000002.
8. Linardon J, Torous J, Firth J, Cuijpers P, Messer M, Fuller-Tyszkiewicz M. Current evidence on the efficacy of mental health smartphone *apps* for symptoms of depression and anxiety: a meta-analysis of 176 randomized controlled trials. World Psychiatry. 2024; 23(1):139-49. DOI: 10.1002/wps.21183.
9. Torous J, Nicholas J, Larsen ME, Firth J, Christensen H. Clinical review of user engagement with mental health smartphone *apps*: evidence, theory and improvements. Evid Based Ment Health. 2018; 21(3):116-9. DOI: 10.1136/eb-2018-102891.

10. Torous J, Lipschitz J, Ng M, Firth J. Dropout rates in clinical trials of smartphone *apps* for depressive symptoms: a systematic review and meta-analysis. J Affect Disord. 2020; 263:413-9. DOI: 10.1016/j.jad.2019.11.167.
11. Tsai Z, Kiss A, Nadeem S, Sidhom K, Owais S, Faltyn M, et al. Evaluating the effectiveness and quality of mobile *app*lications for perinatal depression and anxiety: a systematic review and meta-analysis. J Affect Disord. 2022; 296:443-53. DOI: 10.1016/j.jad.2021.09.106.
12. Huckvale K, Nicholas J, Torous J, Larsen ME. Smartphone *apps* for the treatment of mental health conditions: status and considerations. Curr Opin Psychol. 2020; 36:65-70. DOI: 10.1016/j.copsyc.2020.04.008.

6

Inovações tecnológicas no diagnóstico e no tratamento dos transtornos depressivos e do transtorno bipolar

Isabella Aguirre Pansera
Fabiana Ramos Lima Amadei Casarolli
Aline Zimerman
Ives Cavalcante Passos
Bruno Braga Montezano

INTRODUÇÃO

Os transtornos do humor afetam milhões de pessoas e exercem um grande impacto na qualidade de vida e no bem-estar emocional, sendo os transtornos depressivos e o transtorno bipolar duas das condições mais prevalentes e debilitantes.[1] O transtorno depressivo maior é caracterizado por humor deprimido na maior parte do dia, quase todos os dias, e diminuição do interesse ou do prazer em todas ou quase todas as atividades diárias. Os pacientes costumam apresentar sintomas como alterações no sono, apetite e falta de concentração, que devem estar presentes por pelo menos 2 semanas.[2] O transtorno bipolar, por sua vez, é caracterizado por oscilações extremas de humor que geram prejuízo no funcionamento social, ocupacional e de aprendizagem. Estudos mostram que pessoas com transtorno bipolar apresentam uma prevalência de tentativa de suicídio ao longo da vida de 33,9%.[3]

A depressão é classificada como a 13ª principal causa de anos de vida perdidos ajustados por incapacidade entre as doenças mentais.[1] Embora haja uma gama de tratamentos baseados em evidências científicas para esse transtorno, pessoas diagnosticadas com depressão muitas vezes não recebem tratamento, especialmente em países de baixa e média renda,[4] onde vive a maior parte da população mundial. Entre as várias barreiras que impedem que essas pessoas recebam cuidados adequados,[5] destacam-se a baixa percepção de necessidade de tratamento, o estigma da sociedade e a falta de disponibilidade de serviços.

Um fenômeno semelhante acontece com o transtorno bipolar. Estratégias medicamentosas e psicoterápicas demonstram eficácia no tratamento,[6] mas poucos pacientes têm acesso a elas. Existem mais de 15 tratamentos aprovados para diferentes fases do transtorno bipolar, mas os resultados muitas vezes não são positivos em razão da eficácia insuficiente, dos efeitos colaterais ou da falta de disponibilidade.[7] Além disso, o diagnóstico precoce é desafiador e diagnósticos errados são frequentes, o que aumenta o risco de intervenções inadequadas e de danos iatrogênicos.[7] Embora a maioria dos pacientes com o transtorno apresente sintomas clínicos antes dos 25 anos de idade, há um atraso significativo de 6 a 10 anos entre o início dos sintomas e o diagnóstico correto.[8]

Além disso, apesar dos avanços no tratamento, ainda não existem modelos que possam prever de maneira objetiva quem irá desenvolver um transtorno de humor, nem modelos capazes de diferenciar o transtorno bipolar do transtorno depressivo maior com boa capacidade de generalização. Modelos com essas características permitiriam a intervenção precoce e um melhor prognóstico da doença.[9] Recentemente, entretanto, alguns artigos científicos têm apresentado modelos de inteligência artificial que podem ajudar, tanto na busca da identificação precoce das doenças quanto para aprimorar o papel de novas tecnologias no cuidado ao paciente.[10,11]

A nova era digital pode ser uma aliada, ainda, para a melhora da qualidade de vida do paciente com doença psiquiátrica. A acessibilidade generalizada de *smartphones* e computadores em escala global tem contribuído para esse potencial. As tecnologias digitais reduzem as distâncias geográficas e permitem acesso a aplicativos e *softwares* capazes de entregar intervenções de saúde mental. Assim, ferramentas tecnológicas como a inteligência artificial e o uso de aplicativos podem ajudar na escalabilidade de intervenções, na avaliação diagnóstica e no tratamento.

O objetivo deste capítulo é explorar o potencial das ferramentas digitais como recursos de apoio na avaliação e no tratamento dos transtornos depressivos e do transtorno bipolar. Serão discutidas questões relacionadas ao uso de inteligência artificial para o diagnóstico desses transtornos, fenotipagem digital, tratamentos a partir de intervenções digitais e outros recursos tecnológicos que prometem maior acessibilidade, conveniência e personalização do cuidado em saúde mental.

INOVAÇÕES NO DIAGNÓSTICO

Inteligência artificial

A interseção entre tecnologia e saúde mental ganha cada vez mais relevância com a crescente utilização da inteligência artificial na sociedade, possibilitada pelo aumento do número de aparelhos celulares e, mais recentemente, pelo surgimento de tecnologias complexas com implementações acessíveis ao grande público, a exemplo do ChatGPT – *chatbot* desenvolvido e lançado pela OpenAI em 2022. Por meio da análise de grandes conjuntos de dados clínicos e comportamentais, algoritmos de inteligência artificial têm o potencial de identificar associações que passariam despercebidas pelos profissionais de saúde. Esses algoritmos de aprendizado de máquina representam, portanto, uma oportunidade de analisar padrões complexos de sintomas e comportamentos associados às doenças mentais, o que pode fazer com que a inteligência artificial tenha um papel no diagnóstico de transtornos do humor, possibilitando sua detecção precoce.

Um estudo envolvendo 155 pacientes que tinham diagnóstico de transtorno depressivo maior ou de transtorno bipolar empregou modelos de aprendizado de máquina para classificação dos participantes. Para tanto, foram utilizadas variáveis clínicas coletadas por meio de questionários autoaplicados e escalas psicométricas reconhecidas, como o inventário de depressão de Beck e a escala de afetos positivos e afetos negativos.[12] Os resultados demonstraram que os modelos foram capazes de distinguir entre os diagnósticos independentemente da combinação de preditores usada, com sensibilidade que variou de 50 a 75% e especificidade entre 64 e 81% com foco na caracterização de depressão bipolar. Esses resultados sugerem que é possível distinguir entre depressão unipolar e bipolar com base em variáveis clínicas acessíveis e que modelos de aprendizado de máquina podem ser úteis nesse processo de classificação. Aplicações como essa podem auxiliar na prevenção e na compreensão dos preditores de prognósticos desfavoráveis aos pacientes. Mais especificamente, a tentativa de suicídio pode ser melhor compreendida a partir desses modelos computacionais que promovem maior interpretabilidade dos achados.

Outro estudo utilizou medidas de biomarcadores periféricos para distinguir pacientes com depressão bipolar, de pacientes com depressão unipolar e controles saudáveis.[13] Esse estudo avaliou os níveis séricos de diferentes biomarcadores em 162 participantes e buscou mapear os biomarcadores com maior potencial preditivo. Os resultados demonstraram que interleucina-4, substâncias reativas ao ácido tiobarbitúrico e interleucina-10 foram capazes de diferenciar depressão unipolar e bipolar com uma área sob a curva de 69%, com sensibilidade de 62% e especificidade de 66%. Esses achados destacam o potencial das abordagens de aprendizado de máquina na prática clínica para uma avaliação mais objetiva e precisa dos transtornos do humor.

Por fim, uma revisão sistemática realizada em 2022 investigou a aplicação de algoritmos de aprendizado de máquina na diferenciação entre o transtorno bipolar e outros distúrbios psiquiátricos.[14] Foram incluídos 65 estudos observacionais que abordaram diversos marcadores biológicos, clínicos e neuropsicológicos, como neuroimagem, biomarcadores periféricos, dados genéticos e medidas clínicas. Os resultados apresentaram acurácia de 77% na classificação de transtorno bipolar com destaque para a escolha do melhor algoritmo de aprendizado de máquina de acordo com o tipo específico de marcador. Algumas limitações foram observadas pelos autores, que relataram a heterogeneidade dos estudos e o viés de publicação das evidências positivas. Ainda assim, a revisão concluiu que o aprendizado de máquina alcança alta precisão diagnóstica na diferenciação do transtorno bipolar de outros distúrbios psiquiátricos, destacando a importância de abordagens multimodais e a necessidade de futuras investigações para avançar na medicina de precisão em psiquiatria.

Esses estudos demonstram a capacidade dos algoritmos de aprendizado de máquina para discernir diferentes condições psiquiátricas com base em uma variedade de marcadores clínicos, biológicos e neuropsicológicos. Além disso, ressaltam a importância de abordagens multimodais para avançar na precisão do diagnóstico em psiquiatria. É importante reconhecer, no entanto, os desafios desses modelos, uma vez que eles podem ser afetados por vieses nos dados e por limitações na interpretação de nuances emocionais e contextuais, essenciais para diagnósticos em saúde mental. A inteligência artificial oferece a promessa de detecção precoce e a oportunidade de melhorar o acesso e a eficácia dos cuidados em saúde mental, uma vez que tem a capacidade de identificar padrões complexos que podem escapar à observação humana; assim, apesar das limitações, a união entre inteligência artificial e saúde mental resulta em uma compreensão mais profunda do paciente e, assim, em uma identificação mais eficaz dos transtornos depressivos e bipolares.

Fenotipagem digital

A fenotipagem digital está emergindo como uma ferramenta promissora no campo da saúde mental que mensura o comportamento humano a partir de dados objetivos. Hoje clínicos realizam diagnósticos com base em questionários subjetivos e na impressão clínica, sem um exame objetivo que resulte no diagnóstico, o que torna difícil captar a complexidade dos transtornos. Os dispositivos digitais como *smartphones* e *wearables*, por outro lado, utilizam ferramentas digitais para medir objetivamente aspectos de saúde, como humor, sono e atividade do paciente. A fenotipagem digital agrega todos esses dados coletados e busca padrões para inferir um fenótipo digital para cada transtorno.

Esses dados objetivos abrangem informações fornecidas ativamente pelo paciente, como estado de humor, e dados passivos, capturados de forma instantânea e contínua por sensores presentes no dispositivo, como *global positioning system* (GPS), registros de voz e uso de tela, permitindo que se tenha uma visão mais detalhada do comportamento, do pensamento e das emoções do paciente. Esse conjunto de informações é coletado em contextos não tradicionais de assistência e pesquisa em saúde mental, por isso tem o potencial de expandir os limites do exame do estado mental e da anamnese clínica. Essa abordagem mais abrangente aprimora a precisão na identificação de subtipos específicos de transtornos bipolares e depressivos e contribui para um entendimento mais profundo da patologia.

Além do preenchimento de relatos pelo próprio paciente, os dispositivos e aplicativos disponíveis para *smartphones* oferecem uma gama extensa de ferramentas que permitem a coleta de dados de forma contínua, com a capacidade de monitorar padrões de sono, atividades físicas, fluxo sanguíneo e até mesmo o estado de ânimo dos usuários. Com a integração de algoritmos avançados e um banco de dados robusto, os dispositivos móveis e aplicativos podem fornecer informações relevantes aos profissionais de saúde ou à rede de apoio do usuário e alertar para potenciais episódios hipomaníacos e depressivos antes mesmo de serem reconhecidos pelo próprio paciente. Quando mudanças comportamentais são captadas pelos aplicativos, alertas podem ser enviados, criando-se uma oportunidade de intervenção antes que os sintomas atinjam intensidades e proporções prejudiciais ou de risco. Além desses benefícios diretos aos pacientes, as inovações tecnológicas presentes nos dispositivos móveis podem fornecer aos profissionais de saúde uma visão mais abrangente do quadro clínico e dos sintomas, permitindo uma abordagem mais diretiva, adaptativa e personalizada.

Uma recente revisão sistemática da literatura examinou a viabilidade da fenotipagem digital na previsão de recaídas ou agravamento de sintomas em pacientes com transtornos mentais.[15] A pesquisa foi conduzida com base na análise de 29 artigos. Os resultados revelaram que várias características extraídas de interações espontâneas com *smartphones* e dispositivos digitais, como mobilidade, padrões de sono e características faciais, mostraram-se promissoras como marcadores de fenótipos digitais em diferentes transtornos mentais, incluindo os transtornos de humor.

Outra revisão realizada por Maatoug et al.[16] em 2022 avaliou especificamente a fenotipagem digital em transtornos de humor. Aprofundando-se nos resultados de 45 artigos, o autor encontrou diferentes fontes de dados possíveis para a fenotipagem digital, como o uso de *smartphones*, actigrafia, frequência cardíaca, temperatura corporal, registros de voz ou multimodais. Independentemente da fonte dos dados, a fenotipagem digital provou-se promissora para diagnosticar estado de humor e transtornos, com alguns artigos apresentando uma precisão melhor do que a do próprio clínico.

Pode-se afirmar, portanto, que a fenotipagem digital apresenta um potencial significativo para aprimorar a compreensão e o diagnóstico dos transtornos de humor. Apesar dos desafios do uso contínuo, como ética e engajamento, seu papel como ferramenta complementar na prática clínica e pesquisa em saúde mental está se consolidando. Seu avanço promete remodelar a prática clínica, proporcionando *insights* e aprimorando a eficácia dos diagnósticos na psiquiatria.

INOVAÇÕES NO TRATAMENTO

Transtornos depressivos

O transtorno depressivo maior é uma das principais causas de anos de vida perdidos por incapacidade em todo o mundo.[17] Em 2020, nos EUA, 14,8 milhões de adultos (6% da população) tiveram ao menos um episódio depressivo maior que impactou em sua funcionalidade no dia a dia. No Brasil, a prevalência de depressão autorrelatada é de 11,3%.[18] De acordo com a Organização Mundial da Saúde (OMS), em 2019 quase 1 bilhão de pessoas viviam com um transtorno mental, sendo os transtornos depressivos e de ansiedade responsáveis pela maioria dos casos.[19]

Apesar de o desafio representado ser global, o acesso aos serviços de saúde mental é desigual e sabe-se que a falta de recursos acessíveis afeta consideravelmente essa condição. Conforme relatório da OMS, em 2022 mais da metade dos países considerados subdesenvolvidos tinha menos de um profissional de saúde mental para cada 100 mil habitantes.[19] Além disso, muitas regiões carecem de infraestrutura, acesso e recursos apropriados para atender às necessidades crescentes da população.

Diante desse cenário, a "psiquiatria digital" se mostra como uma alternativa promissora para que mais indivíduos possam alcançar assistência em seu tratamento (Figura 1). Nesse contexto, aplicativos móveis de saúde mental se destacam como ferramentas versáteis e acessíveis. As ferramentas podem contemplar escalas para mensurar a gravidade dos sintomas, técnicas de respiração, psicoeducação, reestruturação cognitiva, ativação comportamental e até o registro de pensamentos.

Outras plataformas digitais que utilizam a coleta e a análise de dados envolvidos na fenotipagem digital, integradas com a inteligência artificial, são capazes de oferecer personalização e adaptações dinâmicasa partir da identificação de padrões de comportamento e de ajustes nas estratégias terapêuticas, proporcionando uma resposta mais ágil às necessidades individuais dos usuários.

Uma revisão sistemática e de metanálise com 46 ensaios clínicos randomizados (n = 4.869) sobre intervenções de saúde mental com aplicativos foi realizada em 2023. Trinta e duas intervenções adjuvantes baseadas em aplicativos monitoraram passiva ou ativamente sintomas e comportamento, e em 13 intervenções os dados monitorados foram enviados a um

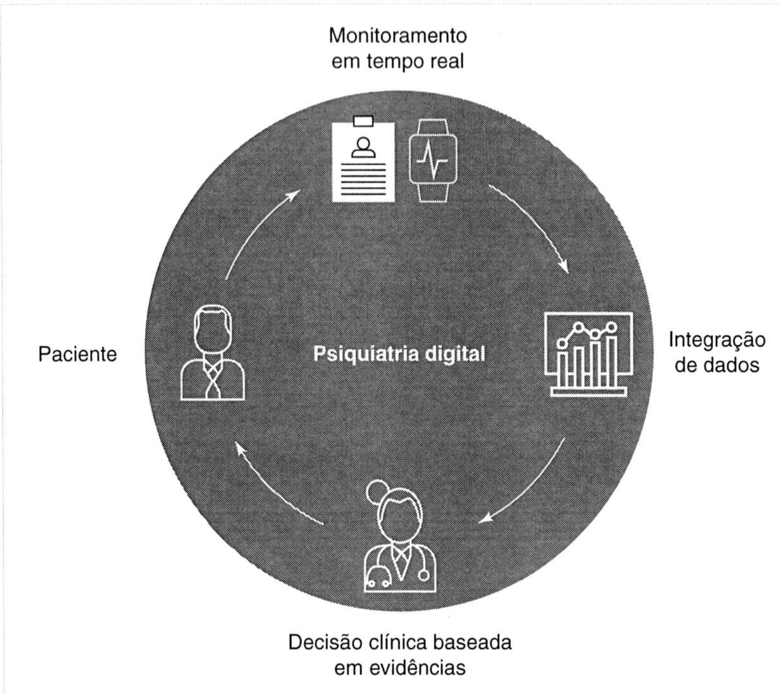

FIGURA 1 Diagrama de representação de uma clínica digital.

terapeuta. Foram encontrados efeitos aditivos para a melhora de sintomas de depressão, ansiedade, mania, cessação do tabagismo e uso de álcool. Os tamanhos de efeito foram, em geral, pequenos (com exceção do efeito nos sintomas ansiosos). Para o tratamento adjuvante, as taxas de adesão variaram de 22 a 93%. Por fim, apesar de recomendar que os profissionais da área da saúde explorem as intervenções baseadas em aplicativos disponíveis em sua região e discutam possíveis intervenções com seus pacientes, o estudo ressalta a necessidade de mais pesquisas, com estudos maiores e padronizados, visando otimizar a integração entre as novas tecnologias e as intervenções em saúde mental.[20]

Pode-se concluir, então, que intervenções aliadas a aplicativos para transtornos mentais podem ter um efeito adicional na redução dos sintomas de depressão. As intervenções digitais emergem como um recurso flexível por sua capacidade de derrubar barreiras geográficas e temporais.

Os aplicativos, assim como outros recursos digitais, apresentam um horizonte promissor como alternativa para o tratamento do transtorno depressivo maior, representando uma evolução significativa na forma como os desafios associados à saúde mental são abordados e enfrentados.

Transtorno bipolar

Os desafios que caracterizam o diagnóstico e o manejo clínico do transtorno bipolar, reforçam a importância de estratégias para pacientes e profissionais de saúde monitorarem os sintomas e as oscilações de humor presentes nos episódios. Os aplicativos se inserem justamente nesse contexto, já que é comum, no atendimento clínico tradicional, que os pacientes apresentem falta de *insight* e que haja perda significativa de informações nos relatos, e esse viés de memória que faz com que dados importantes que ajudariam no tratamento do paciente não sejam obtidos. O uso de aplicativos desenvolvidos para auxiliar no monitoramento do transtorno bipolar, permite que essas informações sejam alimentadas diariamente nos dispositivos, como um diário em que o paciente pode descrever melhor suas alterações de humor e outros sintomas que aparecem no seu dia a dia.

Um estudo de metanálise investigou a eficácia de intervenções com o uso de *smartphones* no tratamento do transtorno bipolar e relatou os indicadores de engajamento dos usuários. Foi realizada uma busca sistemática em bases de dados e foram incluídos 13 artigos que atenderam aos critérios de seleção, dos quais 7 eram ensaios clínicos randomizados. Esse estudo comparou a gravidade dos sintomas depressivos e maníacos ou hipomaníacos antes e depois das intervenções baseadas em *smartphone* em comparação com as condições de controle. Não foram encontradas evidências de que as intervenções com o uso de *smartphone* reduzem a gravidade dos sintomas depressivos ou maníacos no transtorno bipolar. A heterogeneidade dos estudos demonstra a necessidade de consenso especializado para estabelecer como as pesquisas nessa área devem ser projetadas. Também se destaca a necessidade do uso de resultados mais sensíveis, como recaídas afetivas e readmissões psiquiátricas, bem como a quantificação da instabilidade do humor. Logo, evidências mais válidas com relação ao uso de tecnologias no tratamento de doenças mentais ainda precisam ser alcançadas.[21]

Em resumo, por conta da variabilidade fenotípica do transtorno bipolar, há benefícios substanciais com o uso de aplicativos móveis. Essa abordagem não apenas contribui para uma compreensão mais profunda da condição, mas também oferece ferramentas práticas para personalizar o tratamento, melhorar a eficácia das intervenções e promover uma gestão mais eficiente e adaptativa. O uso de aplicativos móveis no manejo do transtorno bipolar representa uma abordagem complementar aos tratamentos farmacológicos e psicoterápicos.[22]

CONCLUSÃO

Com o avanço das inovações tecnológicas, o diagnóstico e o tratamento de transtornos mentais entram em uma fase promissora. Estudos que integram ferramentas como a inteligência artificial, a fenotipagem digital e aplicativos representam um marco inovador para a personalização e a compreensão dos transtornos depressivos e bipolares. O uso de dispositivos móveis no diagnóstico e no tratamento de transtorno bipolar e no transtorno depressivo maior promove autonomia, aprendizado e identificação dos indivíduos quanto a seus próprios sintomas e, especialmente, a oportunidade de intervenção rápida de parentes e profissionais em eventuais casos de tentativas de suicídio.

Apesar disso, para que se possa usufruir dos benefícios e avanços que as inovações tecnológicas trazem, é essencial que estudos mais robustos sejam conduzidos por profissionais compromissados com o sigilo, a privacidade e a ética, garantindo que cheguem aos pacientes ferramentas confiáveis e realmente eficientes, elaboradas pelas melhores técnicas, com estudos e ciência baseada em evidências. Esses são pilares importantes que devem permear a implementação ampla de tais tecnologias.

A decisão conjunta de implementar uma tecnologia em um plano de tratamento deve seguir rigorosamente os princípios de beneficência e não maleficência de qualquer tipo de intervenção psiquiátrica. O estigma associado ao diagnóstico em saúde mental deve ser levado em conta e a autonomia do paciente deve prevalecer para tomar a decisão de fazer ou não uso de abordagens inovadoras de diagnóstico e intervenção. Não se deve esquecer, contudo, que os horizontes são expandidos a cada novo achado em psiquiatria digital, contribuindo para a democratização e a personalização no acesso ao cuidado em saúde.

REFERÊNCIAS BIBLIOGRÁFICAS

1. Global Burden of Disease 2019 Mental Disorders Collaborators. Global, regional, and national burden of 12 mental disorders in 204 countries and territories, 1990-2019: a systematic analysis for the Global Burden of Disease Study 2019. Lancet Psychiatry. 2022; 9(2):137-50.
2. Associação Americana de Psiquiatria. Referência rápida aos critérios diagnósticos do DSM-5. Porto Alegre: Artmed; 2021.
3. Serra G, De Crescenzo F, Maisto F, Galante JR, Iannoni ME, Trasolini M, et al. Suicidal behavior in juvenile bipolar disorder and major depressive disorder patients: systematic review and meta-analysis. J Affect Disord. 2022; 311:572-81.
4. Moitra M, Santomauro D, Collins PY, Vos T, Whiteford H, Saxena S, et al. The global gap in treatment coverage for major depressive disorder in 84 countries from 2000-2019: a systematic review and Bayesian meta-regression analysis. Hanlon C (org.). PloS Med. 2022; 19(2):e1003901.
5. Andrade LH, Alonso J, Mneimneh Z, Wells JE, Al-Hamzawi A, Borges G, et al. Barriers to mental health treatment: results from the WHO World Mental Health surveys. Psychol Med. 2014; 44(6):1303-17.
6. Nierenberg AA, Agustini B, Köhler-Forsberg O, Cusin C, Katz D, Sylvia LG, et al. Diagnosis and treatment of bipolar disorder: a review. JAMA. 2023; 330(14):1370.
7. Goes FS. Diagnosis and management of bipolar disorders. BMJ. 2023; e073591.
8. Scott J, Leboyer M. Consequences of delayed diagnosis of bipolar disorders. L'Encephale. 2011; 37(Suppl):3.
9. Passos IC, Mwangi B, Kapczinski F. Big data analytics and machine learning: 2015 and beyond. Lancet Psychiatry. 2016; 3(1):13-5.
10. Rabelo-da-Ponte FD, Feiten JG, Mwangi B, Barros FC, Wehrmeister FC, Menezes AM, et al. Early identification of bipolar disorder among young adults: a 22-year community birth cohort. Acta Psychiatr Scand. 2020; 142(6):476-85.
11. Passos IC, Ballester PL, Barros RC, Librenza-Garcia D, Mwangi B, Birmaher B, et al. Machine learning and big data analytics in bipolar disorder: a position paper from the International Society for Bipolar Disorders Big Data Task Force. Bipolar Disord. 2019; 21(7):582-94.
12. Suen PJC, Goerigk S, Razza LB, Padberg F, Passos IC, Brunoni AR. Classification of unipolar and bipolar depression using machine learning techniques. Psychiatry Res. 2021; 295:113624.

13. Wollenhaupt-Aguiar B, Librenza-Garcia D, Bristot G, Przybylski L, Stertz L, Kubiachi Burque R, et al. Differential biomarker signatures in unipolar and bipolar depression: a machine learning approach. Aust N Z J Psychiatry. 2020; 54(4):393-401.
14. Colombo F, Calesella F, Mazza MG, Melloni EMT, Morelli MJ, Scotti GM, et al. Machine learning approaches for prediction of bipolar disorder based on biological, clinical and neuropsychological markers: a systematic review and meta-analysis. Neurosci Biobehav Rev. 2022; 135:104552.
15. Bufano P, Laurino M, Said S, Tognetti A, Menicucci D. Digital phenotyping for monitoring mental disorders: systematic review. J Med Internet Res. 2023; 25:e46778.
16. Maatoug R, Oudin A, Adrien V, Saudreau B, Bonnot O, Millet B, et al. Digital phenotype of mood disorders: a conceptual and critical review. Front Psychiatry. 2022; 13:895860.
17. Vos T, Lim SS, Abbafati C, Abbas KM, Abbasi M, Abbasifard M, et al. Global burden of 369 diseases and injuries in 204 countries and territories, 1990-2019: a systematic analysis for the Global Burden of Disease Study 2019. The Lancet. 2020; 396(10258):1204-22.
18. Passos IC. Psiquiatria digital. Porto Alegre: Artmed; 2023.
19. Freeman M. The World Mental Health Report: transforming mental health for all. World Psychiatry. 2022; 21(3):391-2.
20. Fuhrmann LM, Weisel KK, Harrer M, Kulke JK, Baumeister H, Cuijpers P, et al. Additive effects of adjunctive app-based interventions for mental disorders: a systematic review and meta-analysis of randomised controlled trials. Internet Interv. 2024; 35:100703.
21. Anmella G, Faurholt-Jepsen M, Hidalgo-Mazzei D, Radua J, Passos IC, Kapczinski F, et al. Smartphone-based interventions in bipolar disorder: systematic review and meta-analyses of efficacy. A position paper from the International Society for Bipolar Disorders (ISBD) Big Data Task Force. Bipolar Disord. 2022; 24(6):580-614.
22. Faurholt-Jepsen M, Lindbjerg Tønning M, Fros M, Martiny K, Tuxen N, Rosenberg N, et al. Reducing the rate of psychiatric re-admissions in bipolar disorder using smartphones: the RADMIS trial. Acta Psychiatr Scand. 2021; 143(5):453-65.

7

Inovações tecnológicas no diagnóstico e no tratamento da esquizofrenia

Alexandre Andrade Loch
Ana Caroline Lopes-Rocha

INTRODUÇÃO

A esquizofrenia sempre foi uma entidade desafiadora, impondo muitos dilemas desde os tempos de sua concepção como um transtorno mental. Os desafios vão desde as definições diagnósticas, que oscilam constantemente e ainda hoje geram grandes discussões,[1] até o tratamento dos pacientes, que frequentemente ainda experimentam um curso crônico e deteriorante da doença.[2]

Recentemente, no entanto, uma nova vertente das ciências da mente tem auxiliado bastante a busca por respostas a essas difíceis questões: a psiquiatria computacional. O emprego de técnicas avançadas de análise de dados, como a inteligência artificial, e a popularização do uso de tecnologias portáteis, como os *smartphones* para fins terapêuticos têm alavancado o cuidado em saúde mental de maneira geral. Este capítulo apresenta os impactos dessas mudanças no diagnóstico e no tratamento da esquizofrenia.

INOVAÇÕES TECNOLÓGICAS NO DIAGNÓSTICO DA ESQUIZOFRENIA

Um dos sintomas mais importantes da esquizofrenia são as alterações de pensamento, que podem ser captadas no exame clínico principalmente a partir do discurso.[3-5] Neologismos, circunstancialidade, desorganização e incoerência são alguns dos exemplos de alterações da fala que denotam distúrbios no processo de pensamento. A análise computacional do discurso torna-se, assim, uma importante ferramenta na detecção de alterações psicopatológicas em indivíduos com esquizofrenia.

Uma das pioneiras mundiais nesse campo é a brasileira Natália Bezerra Mota, que desde 2010 desenvolveu técnicas de análise de grafos para que o computador consiga "ler" o que o clínico lê como alteração de fala/pensamento na esquizofrenia.[5] Resumidamente, o paciente executa tarefas de linguagem verbal (por exemplo, falar sobre um sonho que teve) que são gravadas e transcritas, transformadas em texto. Esse texto é analisado, então, por um programa de computador que fornece diversas aferições, como conectividade do discurso, produção verbal e recorrência do discurso. Esse procedimento tem a capacidade de mostrar, de maneira objetiva, como o discurso de indivíduos pode variar de acordo com sua patologia (Figura 1).

Mais recentemente, técnicas de inteligência artificial também começaram a ser empregadas na análise do discurso humano, criando-se o que se chama, de maneira ampla, de *natural language processing* (NLP) - em português, processamento de linguagem natural. O NLP envolve diversos tipos de análises, como a análise de sentimentos (palavras que indicam sentimentos bons ou ruins), o reconhecimento da morfologia (quantificação do uso de substantivos, verbos, adjetivos etc.), extração de palavras-chave, análise de conectividade do discurso, entre outras.[6]

Como atualmente se entende a esquizofrenia como um distúrbio do neurodesenvolvimento que tem início muitos anos antes do primeiro surto psicótico, com alterações de discurso presentes antes mesmo da primeira crise da doença,[7] essas técnicas têm se mostrado relevantes não apenas para a caracterização objetiva dos sintomas, mas também para a detecção precoce de estados prodrômicos da doença.[8,9] Assim, a análise computacional do discurso pode ser considerada uma promissora ferramenta de diagnóstico precoce e prevenção da esquizofrenia e de outras psicoses, a ser usada em um futuro muito próximo.[10]

Merecem destaque também, os sintomas negativos e os sinais neurológicos leves, presentes na esquizofrenia, que podem permitir a detecção computadorizada da doença pelo fato de se manifestarem como anormalidades do movimento. A presença de anormalidades desse tipo é passível de reconhecimento por programas de computador que analisam vídeos.

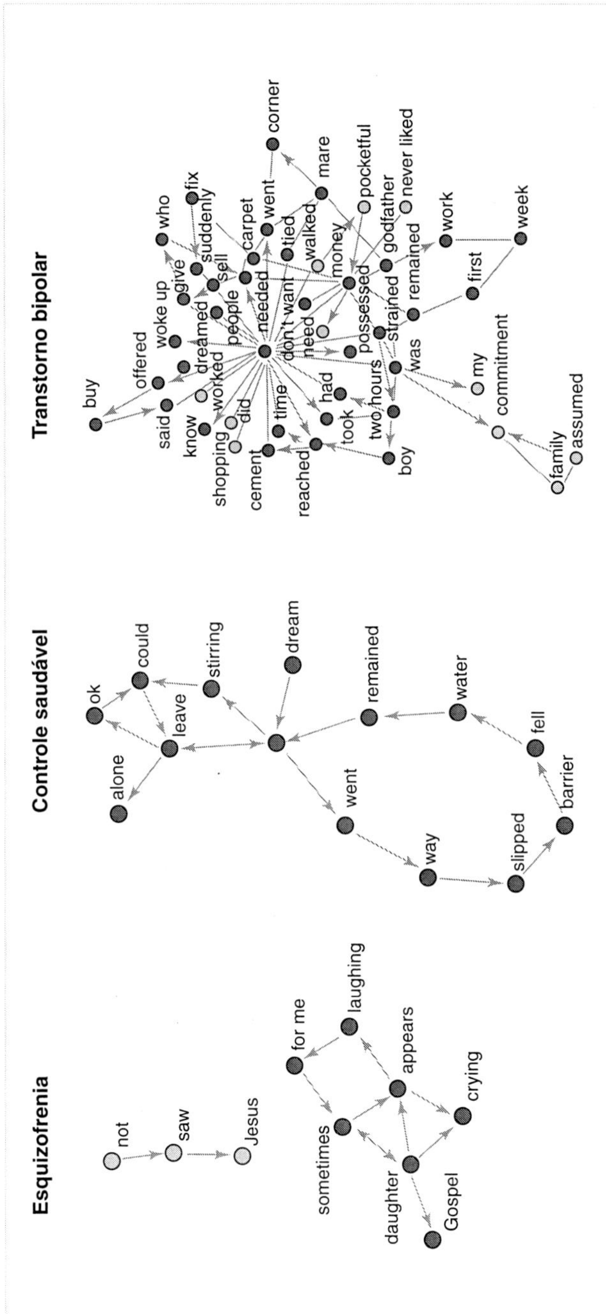

FIGURA 1 Exemplos de análise computacional do discurso de três indivíduos.
Fonte: adaptada de Mota et al.[11]

Sintomas negativos como o embotamento afetivo podem ser detectados, por exemplo, por uma mímica facial pobre, falta de gesticulação durante a fala e/ou aparência "congelada" durante a interação social. Por outro lado, sinais neurológicos sutis podem ser vistos por meio de alterações da marcha, de uma descoordenação na movimentação dos membros e da cabeça, de uma aparência atabalhoada ou por tremores. Essas alterações, assim como as alterações de discurso, podem ser encontradas inclusive em estados pré-clínicos da doença.

Um recente estudo conduzido por brasileiros conseguiu demonstrar como é feita a análise de movimentos nesses pacientes.[12] O grupo de pesquisadores utilizou o *software* de código aberto Motion Energy Analysis (MEA), que mede a diferença de *pixels* de um quadro do vídeo para outro (Figura 2). Os pacients foram gravados durante tarefas de produção verbal espontânea com um celular colocado em um suporte fixo. A análise do MEA é feita a partir da detecção dos movimentos, suas intensidades e partes do corpo em que ocorrem, quantificando, por fim, a energia de movimento de cada paciente. O estudo permitiu observar que pacientes que estavam em risco para desenvolver esquizofrenia se movimentavam menos (característica que que foi ligada a possíveis sintomas negativos incipientes) e que quando se movimentavam o faziam de maneira errática (característica o que foi ligada a possíveis problemas na coordenação motora).

Em outro estudo, também utilizando essas filmagens e um pesado modelo de inteligência artificial para analisar a expressão facial de indivíduos, 51 pontos da face foram extraídos como coordenadas numéricas (Figura 3).[13] Essas coordenadas foram combinadas de diversas maneiras, gerando 649 variáveis que foram inseridas em um modelo de inteligência artificial. Esse modelo conseguiu diferenciar pessoas que tinham uma alta probabilidade de desenvolver esquizofrenia de indivíduos saudáveis, com uma acurácia de 85%. A especificidade do modelo atingiu 89%, enquanto a sensibilidade chegou a 81%.

Esses exemplos de como a psiquiatria computacional pode ajudar no diagnóstico da esquizofrenia demonstram a atuação da tecnologia direta em casos específicos, mas, para além disso, há outros impactos que podem ser discutidos. A detecção de sinais precoces da doença, por exemplo, pode ser utilizada em uma estratégia de triagem populacional com a inteligência artificial auxiliando no rastreio em larga escala de pessoas em risco. As técnicas de inteligência artificial também podem dar objetividade

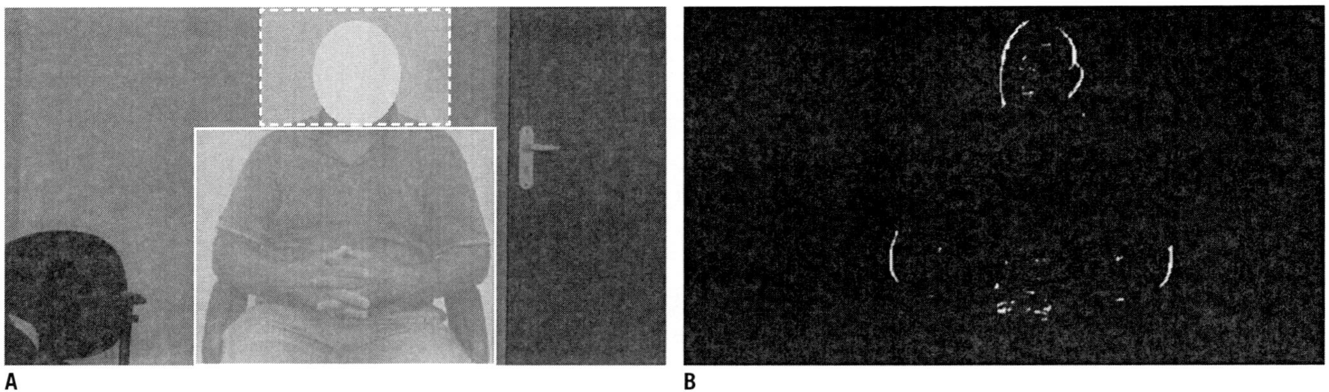

FIGURA 2 *Software* Motion Energy Analysis (MEA). A: definição de duas regiões de interesse para a análise do *software*: cabeça (linha tracejada) e torso (linha cotínua). B: *pixels* que mudaram de um quadro para outro aparecem em branco, indicando que aquelas partes do corpo do indivíduo se movimentaram.

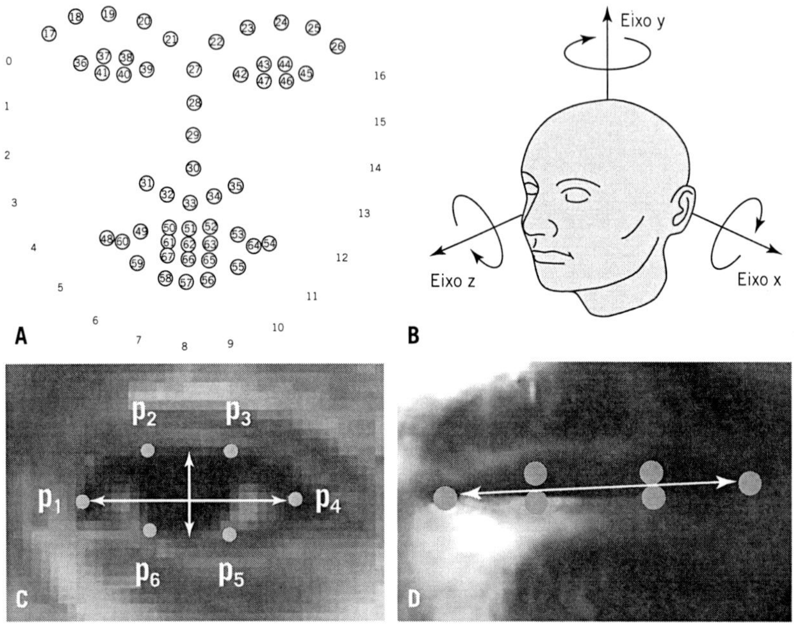

FIGURA 3 Pontos do rosto utilizados por modelos de inteligência artificial para predição de esquizofrenia. A: pontos da face extraídos; B: ângulos de Euler obtidos por meio da combinação dos pontos; C: razão de aspecto ocular, utilizada para medir se o indivíduo pisca os olhos; D: razão de aspecto bucal, utilizada para mensurar a movimentação da boca.
Fonte: adaptada de Loch et al.[13]

às alterações psicopatológicas. O exame psíquico realizado pelo clínico é subjetivo e requer treinamento, pois as alterações muitas vezes são sutis, gerando impressões no examinador experiente que nem sempre conseguem ser descritas de maneira clara – o médico afirma algo como "Tenho a impressão de que o contato com esse paciente é diferente, mas não sei dizer ao certo por quê". Um modelo de análise computacional do comportamento humano que pudesse quantificar e tornar objetivas as alterações psicopatológicas seria de grande valia como adjuvante no diagnóstico. Por fim, esses modelos podem ter também um potencial preditivo do curso da doença no paciente. Já há diversos estudos prevendo o desfecho de pessoas em alto risco para desenvolver psicose e certamente um novo paradigma vai ser desenvolvido também para indivíduos com um diagnóstico já estabelecido.

INOVAÇÕES TECNOLÓGICAS NO TRATAMENTO DA ESQUIZOFRENIA

A heterogeneidade de sintomas na esquizofrenia dificulta o desenvolvimento de tratamentos efetivos que abranjam todas as suas dimensões. Além disso, a maioria dos tratamentos disponíveis se concentra na melhora apenas dos sintomas positivos do transtorno (como alucinações e delírios) com a utilização de antipsicóticos, mas não na melhora dos sintomas negativos (como o embotamento afetivo) e dos aspectos cognitivos (como déficits de atenção). Soma-se a isso, ainda, o fato de os tratamentos com antipsicóticos serem efetivos apenas em aproximadamente metade dos pacientes, sendo que tais medicações podem proporcionar graves efeitos neurológicos e metabólicos.[14]

Nesse cenário, a tecnologia pode ser uma aliada para compreender, dentro da complexidade do transtorno, a individualidade de cada paciente e, assim, fornecer um tratamento específico e individualizado para cada caso. Um exemplo que ilustra essa possibilidade foi o estudo realizado com mais de 32 mil pacientes taiwaneses em seu primeiro episódio psicótico.[15] Por meio da técnica de aprendizado de máquina, os pesquisadores utilizaram 70% dessa amostra para desenvolver uma diretriz para tratamentos individualizados com antipsicóticos. Para tanto, foram utilizadas como parâmetros 121 variáveis que envolviam dados demográficos e características clínicas, como comorbidades médicas, passado medicamentoso, entre outros. Ao aplicarem a diretriz para os 30% restantes da amostra, a taxa de sucesso de tratamento foi significativamente maior (51,7%) do que a taxa de sucesso observada na população sem a diretriz (44,5%). Apesar de os números ainda serem baixos, é importante considerar que esse foi apenas o primeiro estudo publicado sobre o assunto e, mais ainda, que o refinamento dos modelos provavelmente levará a seu aprimoramento.

Outro problema recorrente para os pacientes com esquizofrenia no qual a tecnologia pode ajudar é a baixa adesão ao tratamento. Para isso, a criação de agentes virtuais para interação com os pacientes no dia a dia foi estudada. Esses agentes relacionais foram computacionalmente projetados para construir uma aliança terapêutica, promover comportamento verbal e não verbal e, principalmente, melhorar a adesão dos pacientes ao tratamento.[16] Apesar de a criação de agentes realistas ser complexa e polêmica, acredita-se que as intervenções por meio de *smartphones* têm o potencial de ser amplamente empregadas e trazer benefícios a uma parcela maior da população. Nesse sentido, um estudo utilizando trocas de mensagem diárias entre profissionais de saúde e seus pacientes com esquizofrenia demonstrou um maior envolvimento dos pacientes com o tratamento, assim como uma aliança terapêutica superior ao contato presencial.[17]

Para além de lembrar os pacientes do uso da medicação, a utilização de sistemas automatizados pode permitir também que os usuários relatem seu estado mental, tornando possível o monitoramento de experiências psicóticas em tempo real. Nos EUA, por exemplo, foi criado o aplicativo para *smartphone* Focus com o objetivo de fornecer suporte automatizado para indivíduos com esquizofrenia, promovendo cuidados para além da clínica física.[18] Na mesma linha, surgiu também o aplicativo weCope, cujo foco está nas necessidades mais práticas dos pacientes, como manejo de alucinações auditivas, solução de problemas, gerenciamento de estresse e estabelecimento e organização de metas.[19] Estudos com pequenas amostras têm mostrado que esses aplicativos são muito eficazes na melhora do manejo do paciente com esquizofrenia.

Outra forma de aumentar o engajamento do paciente com o tratamento é a utilização de jogos no processo terapêutico. O estudo de um jogo de reabilitação focado em melhorar o reconhecimento de emoções por meio da prosódia emocional (tom de voz) mostrou resultados promissores.[20] Nele, o participante escuta um áudio e deve escolher a resposta correspondente à emoção transmitida. Em pacientes com esquizofrenia, a utilização dessa plataforma melhorou os escores de testes prosódicos quando comparados aos resultados de pacientes submetidos a programas de reabilitação convencionais. Além disso, de forma geral, a literatura tem mostrado que a utilização de *videogames* comerciais pode ter um efeito positivo na condição física (aptidão aeróbica) e no desempenho cognitivo de pacientes com esquizofrenia, além de contribuir para melhores resultados funcionais e qualidade de vida.[21] Essas iniciativas ainda são escassas para pacientes com esquizofrenia e os resultados devem ser interpretados com cautela.

Por fim, a tecnologia da chamada realidade virtual ou aumentada também pode ajudar os pacientes com esquizofrenia. A experiência simulada por computador totalmente imersiva e em um ambiente virtual interativo tem sido amplamente utilizada para tratamento de condições psiquiátricas como a esquizofrenia, mostrando-se bem-sucedida para o manejo dos sintomas psicóticos, cognitivos e das disfunções sociais.[22] Em um estudo piloto realizado na China, por exemplo, um programa de treinamento cognitivo por meio de realidade virtual promoveu ganhos significativos na função cognitiva de idosos com esquizofrenia crônica.[23] Em outra pesquisa, 12 pacientes diagnosticados com esquizofrenia ou transtorno esquizoafetivo foram submetidos a interação social com avatares virtuais (Figura 4) no contexto de um treinamento progressivo de repertório de habilidades e por esquemas de reforços positivos e negativos. Foram observadas melhoras nos sintomas negativos, na ansiedade e no desconforto social, na evitação e no funcionamento social desses pacientes. Outras esferas que mostraram melhora foram a percepção de emoções, os comportamentos assertivos e o tempo de conversa.[24] Além disso, um artigo de revisão sobre o tratamento de pacientes com paranoia por meio de intervenções baseadas nessa técnica mostrou que, de maneira geral, os resultados são positivos, havendo melhora na participação social, redução da ansiedade e diminuição de ideias de suspeição e de sintomas paranoicos.[25] Esse tipo de ferramenta também tem sido amplamente utilizado em neurorreabilitação por sua capacidade de aprendizagem motora e neuroplasticidade.

Apesar de essa tecnologia ter se mostrado bastante eficiente é importante destacar que ela ainda não foi explorada para melhora das anormalidades do movimento em pacientes com esquizofrenia.[26] Considerando-se a prevalência desse tipo de sintoma no transtorno, acredita-se que a utilização dessa tecnologia pode combinar treinamentos de ambos os domínios, motor e sociocognitivo, e assim promover a autonomia dos pacientes.

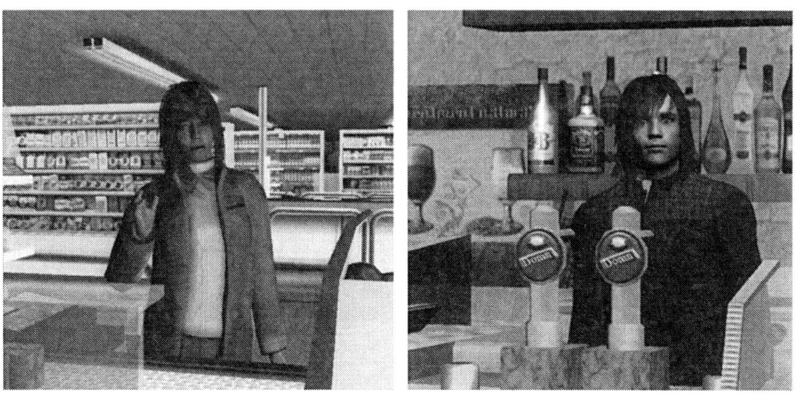

FIGURA 4 Exemplo de cenário utilizado para treinamento social em realidade virtual.
Fonte: retirada de Rus-Calafell et al.[24]

É possível afirmar que as possibilidades de inovação tecnológica no tratamento da esquizofrenia são tão vastas quanto a complexidade de sua miríade de sintomas. A situação é semelhante, no entanto, ao que ocorre com a detecção: a utilização da tecnologia para o tratamento precoce do transtorno pode levar a melhores evolução clínica e desfecho nesses pacientes.

CONCLUSÃO

Este capítulo apresenta apenas uma pequena parte do que se tem feito na psiquiatria com a aplicação de novas tecnologias para que o leitor tenha uma breve ideia sobre o assunto. O entendimento da esquizofrenia, uma das doenças mentais mais enigmáticas, e o entendimento da mente humana em geral têm avançado rapidamente com as neurociências. A tecnologia, também tem avançado a um ritmo galopante, com novas técnicas de análise de dados surgindo a cada dia. A intersecção dessas duas áreas tem produzido frutos muito interessantes por meio da psiquiatria computacional.

É possível prever um futuro em que o computador será de grande auxílio para o clínico no diagnóstico do paciente com esquizofrenia e no manejo de seu tratamento, podendo escolher a melhor terapêutica e antevendo o curso de sua doença. Nesse futuro, provavelmente também haverá condições para realizar grandes rastreios populacionais e iniciativas preventivas, utilizando técnicas de inteligência artificial para evitar o início da doença.

Cabe ressaltar, no entanto, que para o uso dessas técnicas questões éticas devem ser levantadas e discutidas. Quando se utilizam técnicas de análise de vídeos e áudios, como as descritas, incorre-se em um grande risco ao sigilo e à privacidade do paciente, em especial se houver mau uso de tais técnicas.[27] Assim, o uso da tecnologia em psiquiatria deve avançar, mas também ser regulamentado de forma a proteger o paciente.

REFERÊNCIAS BIBLIOGRÁFICAS

1. Loch AA. Schizophrenia, not a psychotic disorder: Bleuler revisited. Front Psychiatry. 2019;10:328.
2. Heilbronner U, Samara M, Leucht S, Falkai P, Schulze TG. The longitudinal course of schizophrenia across the lifespan: clinical, cognitive, and neurobiological aspects. Harv Rev Psychiatry. 2016; 24(2):118-28.

3. Spitzer M. A cognitive neuroscience view of schizophrenic thought disorder. Schizophr Bull. 1997; 23(1):29-50.
4. Barch DM, Berenbaum H. Language production and thought disorder in schizophrenia. J Abnorm Psychol. 1996; 105(1):81-8.
5. Mota NB, Copelli M, Ribeiro S. Thought disorder measured as random speech structure classifies negative symptoms and schizophrenia diagnosis 6 months in advance. NPJ Schizophr. 2017; 3(1):1-10.
6. Chowdhary KR. Natural language processing. In: Chowdhary KR (org.). Fundamentals of artificial intelligence. New Delhi: Springer India; 2020. p.603-49.
7. Argolo F, Mota NB, Gondim JM, Lopes-Rocha AC, van de Bilt MT, Peroni L, et al. A blueprint of speech assessment with natural language processing: on methods to study subtle impairments in individuals with at-risk mental states. Braz J Psychiatry. (no prelo).
8. Bedi G, Carrillo F, Cecchi GA, Slezak DF, Sigman M, Mota NB, et al. Automated analysis of free speech predicts psychosis onset in high-risk youths. NPJ Schizophr. 2015; 1(1):1-7.
9. Corcoran CM, Cecchi GA. Using language processing and speech analysis for the identification of psychosis and other disorders. Biol Psychiatry Cogn Neurosci Neuroimaging. 2020; 5(8):770-9.
10. Argolo F, Magnavita G, Mota NB, Ziebold C, Mabunda D, Pan PM, et al. Lowering costs for large-scale screening in psychosis: a systematic review and meta-analysis of performance and value of information for speech-based psychiatric evaluation. Braz J Psychiatry. 2020; 42(6):673-86.
11. Mota NB, Vasconcelos NAP, Lemos N, Pieretti AC, Kinouchi O, Cecchi GA, et al. Speech graphs provide a quantitative measure of thought disorder in psychosis. PloS One. 2012; 7(4):e34928.
12. Lopes-Rocha AC, Corcoran CM, Andrade JC, Peroni L, Haddad NM, Hortêncio L, et al. Motion energy analysis during speech tasks in medication-naïve individuals with at-risk mental states for psychosis. Schizophr Heidelb Ger. 2022; 8(1):73.
13. Loch AA, Gondim JM, Argolo FC, Lopes-Rocha AC, Andrade JC, van de Bilt MT, et al. Detecting at-risk mental states for psychosis (ARMS) using machine learning ensembles and facial features. Schizophr Res. 2023; 258:45-52.
14. Stępnicki P, Kondej M, Kaczor AA. Current concepts and treatments of schizophrenia. Molecules. 2018; 23(8):2087
15. Wu CS, Luedtke AR, Sadikova E, Tsai H-J, Liao S-C, Liu C-C, et al. Development and validation of a machine learning individualized treatment rule in first-episode schizophrenia. JAMA Netw Open. 2020; 3(2):e1921660.

16. Bickmore TW, Puskar K, Schlenk EA, Pfeifer LA, Sereika SM. Maintaining reality: relational agents for antipsychotic medication adherence. Interacting with Computers. 2010; 22(4):276-88.
17. Ben-Zeev D, Kaiser SM, Krzos I. Remote "hovering" with individuals with psychotic disorders and substance use: feasibility, engagement, and therapeutic alliance with a text-messaging mobile interventionist. J Dual Diagn. 2014;10(4):197-203.
18. Ben-Zeev D, Kaiser SM, Brenner CJ, Begale M, Duffecy J, Mohr DC. Development and usability testing of Focus: a smartphone system for self-management of schizophrenia. Psychiatr Rehabil J. 2013;36(4):289-96. DOI: 10.1037/prj0000019.
19. Almeida RFSD, Sousa TJ, Couto AS, Marques AJ, Queirós CM, Martins CL. Development of weCope, a mobile app for illness self-management in schizophrenia. Arch Clin Psychiatry. 2019;46(1):1-4.
20. Lado-Codesido M, Méndez Pérez C, Mateos R, Olivares JM, García Caballero A. Improving emotion recognition in schizophrenia with "Voices": an on-line prosodic self-training. PLoS One. 2019;14(1):e0210816. DOI: 10.1371/journal.pone.0210816.
21. Quiles C, Verdoux H. Benefits of video games for people with schizophrenia: a literature review. Curr Opin Psychiatry. 2023; 36(3):184-93.
22. Bisso E, Signorelli MS, Milazzo M, Maglia M, Polosa, R, Aguglia E, et al. Immersive virtual reality applications in schizophrenia spectrum therapy: a systematic review. Int J Environ Res Public Health. 2020;17(17):6111. DOI: 10.3390/ijerph17176111.
23. Chan CL, Ngai EK, Leung PK, Wong S. Effect of the adapted virtual reality cognitive training program among Chinese older adults with chronic schizophrenia: a pilot study. Int J Geriatr Psychiatry. 2010; 25(6):643-9.
24. Rus-Calafell M, Gutiérrez-Maldonado J, Ribas-Sabaté J. A virtual reality-integrated program for improving social skills in patients with schizophrenia: a pilot study. J Behav Ther Exp Psychiatry. 2014;45:81-9.
25. Monaghesh E, Samad-Soltani T, Farhang S. Virtual reality-based interventions for patients with paranoia: a systematic review. Psychiatry Res. 2022;307:114338.
26. Pavlidou A, Walther S. Using virtual reality as a tool in the rehabilitation of movement abnormalities in schizophrenia. Front Psychol. 2021; 11:607312.
27. Loch AA, Lopes-Rocha AC, Ara A, Gondim JM, Cecchi GA, Corcoran CM, et al. Ethical implications of the use of language analysis technologies for the diagnosis and prediction of psychiatric disorders. JMIR Ment Health. 2022;1;9(11):e41014.

8

Inovações tecnológicas no diagnóstico e no tratamento das dependências químicas

Daniela Lé Tassinari
João Maurício Castaldelli Maia

INTRODUÇÃO

Dados da Organização Mundial da Saúde (OMS) documentam altas prevalências do uso de drogas e dos transtornos por uso de substâncias (TUS) nos últimos anos. Nesse cenário, os baixos índices de tratamento adequado ampliam o desafio representado por esse tema. Sabe-se, ainda, que, apesar de todas as pessoas estarem expostas às mazelas desse cenário de complexidade crescente, o risco é maior nas populações vulneráveis. O acesso ao tratamento é mais restrito nessas populações e as dificuldades já enfrentadas tendem a agravar o quadro psicopatológico. Por consequência, são agravadas também todas as outras problemáticas envolvidas no tema.[1]

Para além desses aspectos, atualmente se compreende a etiologia do transtorno por uso de substâncias dentro de um contexto biopsicossocial que gera alterações nos circuitos cerebrais que persistem mesmo após a desintoxicação, especialmente em indivíduos com transtornos graves. Apesar dos esforços para o desenvolvimento tanto de instrumentos estruturados de rastreio, avaliação e diagnóstico quanto das diversas estratégias terapêuticas farmacológicas e psicossociais, ainda há altos índices de recaídas e interrupção do tratamento.

Promover estratégias personalizadas de tratamento para os pacientes com esse transtorno tem sido, cada vez mais, considerado crucial no manejo clínico. Nesse sentido, novas tecnologias que permitem mapear as características individuais com análises de DNA e monitoramento contínuo de diversos parâmetros em saúde, bem como correlacionar esses múltiplos dados, trazem um novo entendimento a respeito da condição. Além dessas possibilidades na prevenção secundária, visando reduzir a morbidade dos pacientes portadores do transtorno, os avanços tecnológicos têm também grande potencial no campo da prevenção primária, que deve ser uma constante prioridade na saúde pública.[2]

Neste capítulo será abordado o papel das inovações tecnológicas no diagnóstico avançado, no tratamento e no monitoramento dos pacientes no contexto das dependências químicas, e serão discutidos aspectos relacionados aos desafios e possíveis caminhos futuros para o uso das tecnologias nesse campo da saúde.

INOVAÇÕES TECNOLÓGICAS NO DIAGNÓSTICO DAS DEPENDÊNCIAS QUÍMICAS

Biomarcadores e análises de sangue

Os biomarcadores são uma ferramenta poderosa para o diagnóstico precoce e a personalização do tratamento de diversas doenças. Estudos recentes demonstram que biomarcadores específicos podem indicar suscetibilidade à dependência e auxiliar na monitoração da resposta ao tratamento. São conhecidas as perturbações nos sistemas de neurotransmissão dopaminérgica e excitatória e sabe-se que diversas citocinas, proteínas de fase aguda e outros mediadores do sistema imunológico refletem as alterações inflamatórias periféricas e centrais provocadas pelo uso.

Uma revisão e artigos que estudaram os níveis de expressão de biomarcadores periféricos no sangue utilizando a técnica de reação em cadeia da polimerase (PCR) em tempo real mostrou alterações na regulação de genes que codificam receptores de dopamina, opioides e N-metil D-aspartato (NMDA), canabinoides, alfa-sinucleína, DYN, MAO-A, FosB e orexina-A como biomarcadores de linfócitos de sangue periférico em estágios de dependência.[3] Apesar dos esforços, vieses como o poliúso e outras comorbidades ainda exigem que novos estudos sejam realizados para que esses marcadores sejam aplicáveis à prática clínica.

Neuroimagem funcional

Os estudos com ressonância magnética funcional (fMRI) utilizam imagens para medir indiretamente a atividade neuronal no cérebro por meio do sinal dependente do nível de oxigênio no sangue (Bold). Essa técnica não invasiva é usada habitualmente para a aquisição de dados baseados em tarefas ou em repouso, sendo possível capturar assinaturas neurobiológicas em múltiplas regiões cerebrais geradas pelo consumo de drogas em cada estágio clínico.[4] Na fissura, por exemplo, estudos envolvendo pessoas que usam cocaína mostram um aumento da atividade cerebral nas regiões límbicas, como a amígdala e o cíngulo anterior, cerebelo, córtex pré-frontal, bem como diminuição da atividade em regiões subcorticais, como os gânglios da base.[5]

O uso da ressonância magnética funcional em ensaios clínicos tem sido apontado como fundamental, pois possibilita o desenvolvimento de biomarcadores neurais que deverão orientar novas abordagens terapêuticas como a estimulação magnética transcraniana (rEMT) em transtornos por uso de substâncias, guiando o tratamento e monitorando desfechos.[6] Além disso, o *neurofeedback* por ressonância magnética funcional em tempo real (rt fMRI-nf) utiliza essa modalidade de imagem para examinar o controle volitivo sobre a atividade cerebral direcionada, ao mesmo tempo que treina indivíduos para autorregular áreas do cérebro ou circuitos envolvidos em vários transtornos, incluindo a dependência química.[7]

Algoritmos de aprendizado de máquina, por sua vez, têm sido amplamente aplicados na análise de conjuntos de dados das imagens. Características neurobiológicas podem diagnosticar estados de dependência e prever o início e a vulnerabilidade ao uso de drogas, à abstinência, à recaída e à resiliência dos dependentes, bem como ao risco do desenvolvimento desses transtornos.

Novos testes psicométricos e ferramentas de avaliação comportamental

Plataformas de autoavaliação digitais para o transtorno por uso de substâncias, às vezes citadas como avaliação momentânea ecológica (EMA, do inglês *ecological momentary assessment*), foram projetadas para permitir que os indivíduos realizem autoavaliações regulares de seu consumo de substâncias e dos comportamentos relacionados. Essas ferramentas podem apresentar questões sobre contexto, humor, comportamento, dor, sono e outros parâmetros relacionado ao uso; ou testes psicométricos validados, como o *Alcohol Use Disorders Identification Test* (Audit) e o *Drug Abuse Screening Test* (Dast), adaptados para o formato digital. Sua utilização facilita o rastreamento e a identificação precoce de possíveis transtornos.

Há, ainda, algumas ferramentas que incorporam o processamento de linguagem natural (NLP, do inglês *natural language processing*) e permitem que a inteligência artificial (IA) analise dados de textos escritos pelo paciente, como notas de progresso clínico, entradas em diários digitais e interações em plataformas de saúde *online*, para identificar sintomas. Podem ser incluídas as análises de mudanças no tom, no conteúdo emocional das palavras usadas e até na frequência de menções a substâncias ou a comportamentos associados ao uso de drogas. Essas análises são capazes de fornecer novos *insights* sobre marcadores digitais de fenômenos relacionados à saúde.[8]

INOVAÇÕES TECNOLÓGICAS NO TRATAMENTO PERSONALIZADO DAS DEPENDÊNCIAS QUÍMICAS

Terapias farmacológicas de precisão baseadas em genética

Assim como a psicopatologia do transtorno por uso de substâncias, a resposta ao tratamento medicamentoso é complexa e envolve diversos fatores biológicos e ambientais, sendo a genética um fator com influência significativa na origem do transtorno e também nas taxas de sucesso das terapêuticas utilizadas.

Recentemente estudos em farmacogenética passaram a ser aplicados no contexto do tratamento da dependência química, mas ainda são poucos os medicamentos que têm aprovação do Food and Drug Administration (FDA) para uso nesses casos.

Entre os objetivos principais dos estudos em farmacogenética no transtorno por uso de substâncias, merecem destaque o desenvolvimento de drogas com ação na fissura e a busca por entender os diferentes mecanismos pelos quais a dependência química afeta os indivíduos. Estudos que avaliaram o componente genético e a resposta terapêutica farmacológica sugeriram que pequenas influências provenientes de muitas variantes genéticas impactam esses resultados. Esses estudos sugerem que as influências são cumulativas, o que indica que a identificação de mais componentes genéticos preditores de respostas terapêuticas deve auxiliar no processo de desenvolvimento de um tratamento mais personalizado e eficaz.

É importante destacar, no entanto, que a maioria das associações genéticas até hoje encontradas nos estudos ainda não foi replicada, o que é essencial para confirmar a validade dos achados. Além disso, diversos outros vieses precisam ser mais bem-controlados para que os achados sejam mais contundentes. Apesar disso, a personalização do tratamento com base na genética tem o potencial de, em um futuro próximo, ser utilizada pelos médicos de forma a obter maior sucesso no tratamento dos quadros de transtorno por uso de substâncias.[9]

Realidade virtual e terapia de exposição

No contexto da dependência química, a realidade virtual vem sendo estudada como uma maneira de induzir e tratar fissura a partir da exposição do indivíduo a estímulos sensoriais.

Além disso, na esfera global da saúde mental, essa ferramenta tem sido usada com resultados promissores no tratamento de fobias específicas e no transtorno do estresse pós-traumático. Com esse objetivo, alguns ensaios clínicos realizados em ambiente clínico controlado visam expor indivíduos portadores de transtorno por uso de substâncias a situações de interesse que permitam que a pessoa acesse experiências para, em um contexto seguro, serem dessensibilizadas com relação àquele estímulo. A técnica é apontada por autores como potencial ferramenta adjuvante no tratamento das dependências químicas, atuando na prevenção de recaídas quando associada à terapia cognitivo-comportamental (TCC).[10]

Aplicativos móveis e plataformas *online*

Atualmente existem diversas modalidades tecnológicas de apoio contínuo que podem, a qualquer momento, auxiliar o paciente nas dificuldades enfrentadas do dia a dia. Aplicativos e plataformas digitais utilizados para esse fim, por exemplo, podem oferecer uma alternativa de apoio a partir de interações com inteligência artificial ou com pessoas reais, proporcionando *feedbacks* terapêuticos personalizados por meio de diversas intervenções.

Diversos aplicativos surgem, nesse contexto para ajudar os usuários a monitorar seu progresso na recuperação, oferecendo recursos como contadores de tempo de sobriedade, diários para registrar emoções e gatilhos, além de acesso a comunidades de suporte. Alguns desses aplicativos integram questionários psicométricos para avaliar o bem-estar do usuário e adaptar as intervenções oferecidas.[1]

Também vêm sendo desenvolvidas outras ferramentas de apoio digitais para auxiliar os pacientes. Elas podem assumir diversos formatos a fim de se adaptar às necessidades e populações específicas, como *games* para adolescentes, assistentes digitais, mídias sociais, *sites* e outros, e assim possibilitam maior engajamento dos pacientes e redução de estigma, além do acesso em tempo real.

INOVAÇÕES TECNOLÓGICAS NO MONITORAMENTO E NA PREVENÇÃO DE RECAÍDAS

Dispositivos portáteis para monitoramento

Os dispositivos de bem-estar portáteis (ou *wearables*) possuem uma tecnologia capaz de captar, processar e compartilhar diferentes parâmetros fisiológicos e podem ser utilizados para as mais diversas finalidades em saúde.

No contexto do transtorno por uso de substâncias, sabe-se que os pacientes passam por ciclos repetidos de intoxicação, abstinência e fissura. Assim, o uso de dispositivos que possam monitorar parâmetros fisiológicos nessas etapas, fornecendo dados objetivos e de forma constante, inclusive detectando o uso de substâncias no organismo em tempo real, pode ser extremamente útil ao diagnóstico e ao tratamento do transtorno.

Nesse sentido, estudos sobre esses transtornos que avaliaram parâmetros fisiológicos, principalmente durante os períodos de intoxicação, sugerem que parâmetros cardiovasculares foram preditores mais contundentes que os demais para o quadro investigado.

O entendimento do comportamento fisiológico do portador de transtorno por uso de substâncias nos mais diversos estágios da doença abre um leque de possibilidades, mas atualmente as evidências para apoiar seu uso no monitoramento dos pacientes são ainda incipientes.[11]

Inteligência artificial para análise de dados de monitoramento

Várias ferramentas de inteligência artificial têm utilizado aprendizagem de máquina para ajudar a prever e identificar riscos entre portadores e futuros portadores de transtorno por uso de substâncias. Esses modelos são alimentados por dados de tecnologias móveis e de monitoramento sensorial avançados que oferecem oportunidades relevantes para a entrega de intervenções adaptativas imediatas. Assim, informações sobre o estado interno do indivíduo (por exemplo, fissura, estresse) e o contexto (por exemplo, localização física) são analisadas com o objetivo recomendar se e como entregar intervenções em tempo real, no dia a dia.

O aprendizado de máquina e o processamento de linguagem natural têm sido utilizados, nesse sentido, para ajudar a prever riscos de overdose com resultados sólidos. Além disso, programas com base em inteligência artificial e focados na prevenção de recaídas notificam indivíduos sobre o fato de que estão próximos a locais de risco, como bares e afins.[4]

Telemedicina e teleterapia

No que diz respeito ao transtorno por uso de substâncias, a maioria dos estudos conduzidos comparando as modalidades de telessaúde com atendimentos presenciais identificou que as modalidades *online* se mostraram tão eficazes quanto as presenciais em termos de retenção de pacientes, aliança terapêutica e taxas de uso de substâncias.[12]

DESAFIOS ÉTICOS

Consentimento e proteção de dados pessoais

Se por um lado as ferramentas digitais podem enfrentar sérios problemas de privacidade, por outro, leis de proteção de dados em saúde muito rigorosas tendem a frear o desenvolvimento tecnológico da inteligência artificial justamente por dificultar o acesso aos dados, que são seu principal combustível.

No cenário atual, no entanto é difícil prever se e por quanto tempo os dados compartilhados com essas tecnologias poderão se manter anonimizados. A possível perda da anonimização de dados expõe em absoluto as populações portadoras de transtorno por uso de substâncias, que podem sofrer ainda mais em consequência de uma possível identificação no mundo real.[2]

Além disso, a capacidade de consentimento desses pacientes é um tema complexo. Para que haja um consentimento válido nesses casos, seria preciso garantir que o paciente entenda essa complexidade, incluindo os riscos e benefícios até então identificados envolvidos no compartilhamento de suas informações.

Papel do profissional de saúde

Uma das principais preocupações acerca da expansão da inteligência artifical no campo da saúde é a desinformação. Existe uma probabilidade de as tecnologias trazerem informações amplamente difundidas, mas sem rigor científico ou com vieses críticos, como a exclusão de algumas populações com menor acesso ao universo digital. Um cenário como esse pode gerar, entre outros, prejuízos aos pacientes que não forem adequadamente conduzidos pelo processo de integração das tecnologias a seu cuidado em saúde. Nesse sentido, é interessante que clínicos e pesquisadores possam engajar-se em verificar fatos e realizar processos contínuos de refinamento de informações, estando atentos aos vieses que possam surgir e evitando a propagação de informações incorretas ou imprecisas.

Além disso, o papel principal do profissional de saúde é fazer o necessário para garantir o cuidado essencialmente humanizado e centrado na pessoa, integrando as novas tecnologias de forma complementar ao tratamento. Os desafios para essa integração são diversos e certamente exigirão o aprimoramento de novas habilidades, como comunicação e negociação, o uso proficiente de computadores e a capacidade de resolução de dilemas éticos.

Abordagens éticas e equidade de acesso

A maioria das intervenções tecnológicas existentes carece da inclusão da população com menor acesso à tecnologia. No contexto do transtorno por uso de substâncias, os pacientes frequentemente em extrema vulnerabilidade serão prejudicados caso não se observe essa questão. A dificuldade da coleta de dados sobre essas populações excluídas do universo tecnológico gera resultados que não contemplam suas necessidades, perpetuando ainda mais a inequidade em saúde.

Para que se possa promover equidade no campo da saúde digital, algumas medidas são necessárias medidas que permitam: analisar tendências demográficas de preferência sobre o uso de determinadas ferramentas e entender as origens das disparidades e dos determinantes sociais em saúde. Além disso, é necessário que haja a inclusão das populações mais vulneráveis nas fases iniciais do desenvolvimento dessas ferramentas, a fim de garantir que essas populações sejam contempladas e possam se beneficiar de seu uso no contexto da dependência química.[13]

ESTUDOS DE CASO

Novas tecnologias apresentam vantagens em comparação com as terapias tradicionais, pois podem reduzir barreiras geográficas e fornecer continuamente *feedback* e monitoramento, enquanto permanecem relativamente não invasivas.

Aplicativos móveis e ferramentas como o ReSET®/ReSET-O® e o A-CHESS®, disponíveis principalmente nos EUA, são exemplos que oferecem diversos recursos, como intervenções terapêuticas validadas, avaliações psicométricas, planos educacionais, treino de habilidades, conexão com pares, localizador para identificação de locais de risco, botão de pânico, entre outros recursos que têm sido utilizados, com bons resultados, como adjuvantes ao tratamento clínico tradicional.[14]

Apesar do pouco rigor científico para embasar seu uso, a plataforma de intervenção em saúde relacionada à análise de dados é outra modalidade tecnológica que vem sendo explorada. O NarxCare® é uma das soluções existentes para monitoramento de medicamentos prescritos. Ele foi projetado para melhorar a identificação e o gerenciamento de prescrições inadequadas de opioides, podendo, assim, melhorar a segurança e o resultado dos pacientes.[14]

Outros recursos disponíveis são as intervenções como a Pahola, primeira assistente digital especializada no assunto álcool e saúde da Organização Pan-Americana da Saúde (Opas), que pode interagir com qualquer pessoa interessada em conversar sobre o consumo de álcool. A partir de uma entrevista motivacional, ela avalia o risco referente ao uso de álcool e direciona o paciente ao tratamento adequado, quando necessário.[1]

Além desses, a realidade virtual utiliza simulações virtuais, terapia cognitivo-comportamental e terapia de exposição para desencadear e ajudar a lidar com a fissura no transtorno por uso de substâncias.[10]

Por fim, os *wearables* demonstraram sua utilidade na melhoria da entrega de tratamentos baseados em evidências e custo-efetivos para o transtorno do uso de álcool atualmente estão sendo explorados de maneiras inovadoras para melhorar ainda mais as opções e o acesso ao tratamento desse transtorno.[16]

Os resultados que dão suporte ao uso das novas tecnologias como ferramentas de impacto positivo na qualidade de vida das pessoas ainda precisam ser mais bem explorados, mas já apontam caminhos promissores. O uso de aplicativos móveis para apoio contínuo, por sua vez, demonstrou melhorar a autoeficácia dos pacientes, promovendo a adesão a hábitos saudáveis como a cessação do tabagismo.[15]

FUTURO DAS INOVAÇÕES TECNOLÓGICAS NAS DEPENDÊNCIAS QUÍMICAS

Atualmente, as promissoras abordagens que utilizam inteligência artificial na dependência química estão largamente centradas na avaliação preditiva. Essas ferramentas e técnicas, no entanto, envolvem preocupações significativas quanto a aplicabilidade e privacidade de dados.

Nesse cenário, é importante que pesquisas futuras com intervenções direcionadas avaliem utilidade, aceitação e eficácia dessas tecnologias no contexto específico do transtorno por uso de substâncias, além das implicações legais, éticas e sociais de intervenções.

Além disso, novas pesquisas que se proponham a avaliar a eficácia e as possibilidades de implementação das novas tecnologias tornam cada vez mais possível o desenvolvimento de sistemas preditivos que possam criar tratamentos totalmente adaptados ao paciente. O foco deve ser em enumerar, de forma flexível e ajustada às necessidades do momento, planos específicos de tratamento e estratégias de redução de danos que incorporem o perfil farmacogenômico e fatores de risco biológicos, econômicos e sociais do indivíduo.[2]

É importante salientar, ainda, que essas mudanças dramáticas na área da saúde também criam uma necessidade de colaboração multiprofissional, incluindo profissionais de saúde, bem como informática e administração de sistemas de saúde, equipes de melhoria de qualidade/processos, desenvolvedores de *software*, engenheiros, entre outros. A integração de conhecimentos de diferentes campos aliada ao investimento contínuo no campo da tecnologia pode acelerar o desenvolvimento de soluções inovadoras em saúde e garantir que sejam eticamente sólidas, clinicamente eficazes e socialmente equitativas.

CONCLUSÃO

O diagnóstico, o tratamento e o manejo das dependências químicas representam um desafio de saúde pública global de proporções significativas.

As inovações tecnológicas são indispensáveis para avançar nesse campo. Elas não apenas aprimoram as ferramentas disponíveis para profissionais e pacientes, mas também inauguram novas possibilidades para a compreensão e o manejo desse quadro tão complexo. A integração dessas tecnologias tem o potencial de melhorar significativamente a qualidade de vida dos pacientes, aumentar as taxas de sucesso no tratamento e reduzir os encargos para os sistemas de saúde.

REFERÊNCIAS BIBLIOGRÁFICAS

1. Organização Pan-Americana da Saúde (Opas). Regional status report on alcohol and health 2020. Washington: Opas; 2020
2. Ezell JM, Ajayi BP, Parikh T, Miller K, Rains A, Scales D. Drug use and artificial intelligence: weighing concerns and possibilities for prevention. Am J Prev Med. 2023; S0749-3797(23):00484-1. DOI: 10.1016/j.amepre.2023.11.024.
3. Nazari S, Pourmand SN, Makki SM, Brand S, Vousooghi N. Potential biomarkers of addiction identified by real-time PCR in human peripheral blood lymphocytes: a narrative review. Biomark Med. 2022;16:9:739-58.
4. Yang L, Du Y, Yang W, Liu J. Machine learning with neuroimaging biomarkers: application in the diagnosis and prediction of drug addiction. Addiction Biology. 2023;28(2):e13267. DOI: 10.1111/adb.13267.
5. Kilts CD, Schweitzer JB, Quinn CK, Gross RE, Faber TL, Muhammad F, et al. Neural activity related to drug craving in cocaine addiction. Arch Gen Psychiatry. 2001; 334-41. DOI: 10.1001/archpsyc.58.4.334.

6. Kearney-Ramos T, Dowdle L, George M, Martinez M, Haney M, Colleen H. fMRI informed rTMS trials in SUD. Biological Psychiatry. 2023; 93(9):S20-S21. DOI:10.1016/j.biopsych.2023.02.068.
7. Martz ME, Hart T, Heitzeg MM, Peltier SJ. Neuromodulation of brain activation associated with addiction: a review of real-time fMRI neurofeedback studies. Neuroimage Clin. 2020;27:102350. DOI: 10:10.1016/j.nicl.2020.102350.
8. Marsch LA. Digital health and addiction. Curr Opin Syst Biol. 2020; 20:1-7. DOI: 10.1016/j.coisb.2020.07.004.
9. Yan Q (ed.). Pharmacogenomics in drug discovery and development. 2.ed. Santa Clara (EUA): Humana Press; 2022.
10. Leopoldo K, Castaldelli-Maia JM. Treating drug disorders with virtual reality: are we there yet? Psychiatry Res. 2023; 327:115417. DOI: 10.1016/j.psychres.2023.115417.
11. Oesterle TS, Karpyak VM, Coombes BJ, Athreya AP, Breitinger SA, Costa SC, et al. Systematic review: wearable remote monitoring to detect nonalcohol/nonnicotine-related substance use disorder symptoms. Am J Addict. 2022;31:535-45. DOI: 10.1111/ajad.13341.
12. Lin C, Pham H, Zhu Y, Clingan SE, Lin LA, Murphy SM, Campbell CI, Sorrell TR, Liu Y, Mooney LJ, Hser YI. Telemedicine along the cascade of care for substance use disorders during the COVID-19 pandemic in the United States. Drug Alcohol Depend. 2023; 242: 109711. DOI: 10.1016/j.drugalcdep.2022.109711.
13. Hamideh D, Nebeker C. The digital health landscape in addiction and substance use research: will digital health exacerbate or mitigate health inequities in vulnerable populations?. Curr Addict Rep. 2020;7:317-32. DOI: 10.1007/s40429-020-00325-9.
14. Beaulieu T, Knight R, Nolan S, Quick O, Ti L. Artificial intelligence interventions focused on opioid use disorders: a review of the gray literature. Am J Drug Alcohol Abuse. 2021;47:1:26-42. DOI:10.1080/00952990.2020.1817466.
15. Fang YE, Zhang Z, Wang R, Yang B, Chen C, Nisa C, et al. Effectiveness of eHealth smoking cessation interventions: systematic review and meta-analysis. J Med Internet Res. 2023;25:e45111.
16. Davis-Martin RE, Alessi SM, Boudreaux ED. Alcohol use disorder in the age of technology: a review of wearable biosensors in alcohol use disorder treatment. Front Psychiatry. 2021;12:642813. DOI: 10.3389/fpsyt.2021.642813.

9

Inovações tecnológicas no diagnóstico e no tratamento dos transtornos de ansiedade

Marcos Oliveira Carvalho Alves
Álvaro Cabral Araújo
Ilana Falcão de Arruda
Felipe Corchs

INTRODUÇÃO

Os transtornos de ansiedade geralmente se relacionam com uma resposta emocional desagradável, desproporcional e persistente que surge a partir do contato com um estímulo específico compreendido como ameaça ou diante de estímulos que sinalizem a possibilidade de se deparar com uma ameaça. Essa resposta envolve alterações fisiológicas associadas a um estado de hiperexcitabilidade e sintomas como preocupações excessivas, medos intensos, evitações, tensão muscular, taquicardia, taquipneia, alterações no ritmo intestinal e sudorese.[1]

Os transtornos de ansiedade frequentemente estão relacionados a uma diminuição significativa na qualidade de vida dos indivíduos, com impactos socioeconômicos relevantes. Em algumas regiões do Brasil, a prevalência estimada ao longo da vida chega a 28,1%.[2] Apesar disso, estima-se que apenas 23% dos indivíduos diagnosticados com algum transtorno de ansiedade na região metropolitana de São Paulo tenham obtido algum acesso a serviço de saúde.[3]

Recentemente, no entanto, observou-se um significativo crescimento no acesso e nas oportunidades proporcionadas por novas tecnologias voltadas para a saúde mental, especialmente após os desafios impostos pela pandemia de covid-19.[4,5] Durante esse período, a demanda por cuidados em saúde mental aumentou. A Organização Mundial da Saúde (OMS) estimou um crescimento de mais de 25% na incidência tanto de depressão quanto de ansiedade. Por outro lado, o acesso a serviços e dispositivos convencionais foi restringido pela necessidade de distanciamento social.[6]

Os transtornos de ansiedade, especificamente, têm sido alvos significativos de interesse nesse contexto, não só por sua alta prevalência, mas também porque, para alguns autores, o padrão-ouro para tratamento desses transtornos é a psicoterapia, recurso ainda escasso em larga escala na maior parte das regiões do mundo,[5,6] especialmente nos países em desenvolvimento.

Outro aspecto importante diz respeito ao estigma significativo que ainda cerca a busca por serviços de saúde mental, o que pode retardar o diagnóstico e o início do tratamento. A possibilidade de obter tratamento sem a necessidade de interagir diretamente com outra pessoa, bem como de proteger a própria identidade, torna as novas tecnologias potencialmente atrativas para alguns grupos.[5,6]

Este capítulo apresenta as evidências disponíveis até o momento sobre as novas tecnologias desenvolvidas para auxiliar no monitoramento, na detecção e no tratamento dos transtornos de ansiedade, bem como sobre suas limitações e perspectivas. Esta revisão se concentra em aplicativos desenvolvidos recentemente para *smartphones*, *chatbots*, dispositivos de realidade virtual e tecnologias vestíveis (*wearable technologies*). É importante destacar que muitos desses dispositivos são multifuncionais, ou seja, um único dispositivo pode incorporar diversas tecnologias. Por exemplo, um *smartphone* sincronizado com um *smartwatch* pode incluir um aplicativo de monitoramento que utiliza a detecção de reações fisiológicas (como a frequência cardíaca) e permitir o uso de realidade virtual e/ou *chatbot* para o desenvolvimento de habilidades sociais, tudo isso com processamento de dados utilizando inteligência artificial (IA). No entanto, por uma questão didática, no entanto, são apresentados breves resumos sobre cada uma das principais tecnologias, com a exposição das principais evidências de suas utilizações no contexto da ansiedade.

APLICATIVOS DE DISPOSITIVOS MÓVEIS (*SMARTPHONES*)

Em razão da crescente facilidade de desenvolvimento, divulgação e acesso a aplicativos, os *smartphones* têm um potencial praticamente ilimitado para transformar ideias inovadoras em ferramentas utilizáveis em qualquer lugar e a qualquer momento. De acordo com dados de 2018, pelo menos 45% das pessoas em países emergentes têm um *smartphone*.[4] No âmbito da saúde mental, essa facilidade resultou em uma proliferação significativa de aplicativos destinados a auxiliar os usuários a alcançar o bem-estar psicológico ou mitigar suas reações emocionais desagradáveis, como a ansiedade.

Uma pesquisa da OMS de 2015 investigou 15 mil aplicativos móveis (*apps*) relacionados à saúde e identificou que 29% deles focavam a saúde mental.[5] Esses aplicativos envolvem a coleta de dados complexos de saúde mental e análises que podem utilizar técnicas avançadas de *machine learning* (ML) para detectar sofrimento psicológico. Os dados podem ser coletados de forma passiva, usando, por exemplo, informações de *global positioning system* (GPS) para inferir determinantes sociais da saúde em uma região geográfica ou análise textual de publicações em redes sociais, ou de forma ativa, por meio de questionários para rastreamento de sintomas, tudo de maneira personalizada e, potencialmente, combinada. Cabe destacar que, até o momento, a maioria das escalas de avaliação clínica para a detecção de sintomas de ansiedade ainda não foi validada para uso em dispositivos móveis.

Os *smartphones* podem funcionar também como o centro integrador de dados captados por outras tecnologias,[4] como os *wearables*, abordados com mais detalhes no tópico "Dispositivos vestíveis" a seguir. Além disso, podem oferecer intervenções terapêuticas de forma direta ou funcionar como ponte entre todos esses dados coletados e os serviços de atendimento especializado ou outros pontos de apoio psicológico.[4]

Estudo publicado por Moshe et al.[7] avaliou a capacidade de utilizar dados de *smartphones* e outros dispositivos vestíveis para prever sintomas de depressão e ansiedade. Os resultados apontaram que dados de GPS, como variação na localização ou deslocamento, foram preditores para depressão, mas não ansiedade. Já dados relacionados a despertar após o início do sono e a variação nas taxas de frequência cardíaca foram preditores para ansiedade.

Outra metanálise recente[8] foi conduzida para avaliar a eficácia de aplicativos de *smartphones* nos sintomas de depressão e ansiedade. Foram incluídos 176 ensaios clínicos (67% conduzidos entre 2020 e 2023), dos quais 150 avaliavam sintomas de transtorno de ansiedade generalizada, 17 avaliavam sintomas de transtorno de estresse pós-traumático (TEPT) e um número muito menor de estudos (entre 2 e 10) avaliava sintomas de ansiedade social, acrofobia e pânico. Desse universo de estudos, 48% utilizaram aplicativos baseados em técnicas de terapia cognitivo-comportamental (TCC); 21%, em *mindfulness*; e 10%, em treinamentos cognitivos. Além disso, 34% possuíam recursos de monitoramento de sintomas e 5% incorporavam tecnologia de *chatbot*. Os resultados indicaram que os aplicativos de saúde mental têm efeitos pequenos, porém significativos, nos sintomas de ansiedade generalizada (N = 22.394, g = 0,26) e transtorno de estresse pós-traumático (N = 2.756, g = 0,12), resultando em números necessários para tratar (NNT) de 12,4, e 28,3, respectivamente. Já no transtorno de ansiedade social o efeito foi moderado (N = 1.023, g = 0,52), com NNT de 5,7. Aplicativos baseados em terapia cognitivo-comportamental demonstraram efeitos superiores a outros, como os baseados em *mindfulness*, reiterando a ideia de que essa abordagem apresenta mais evidências de benefício para os transtornos de ansiedade. Além disso, aplicativos específicos para ansiedade que incorporavam recursos de monitoramento do humor apresentaram efeitos mais pronunciados, sugerindo que o cultivo de autoconsciência emocional tem benefício potencial como processo terapêutico.[8]

Apesar do interesse crescente e de ser a tecnologia mais amplamente estudada até o momento, é crucial considerar os riscos associados a esses aplicativos no manejo de condições psicológicas, como violações de privacidade e a possibilidade de acesso fácil a conteúdos prejudiciais ou ineficazes em razão da falta de regulamentação.[4,6,9] Estima-se que apenas de 2 a 6,2% dos aplicativos de saúde mental disponíveis comercialmente estejam embasados em evidências experimentais originais.[4] Além disso, mesmo que esses aplicativos sejam de fácil acesso, análises têm mostrado baixas taxas de engajamento em médio e longo prazos. Por exemplo, em uma revisão utilizando dados de consumidores de aplicativos, 56% daqueles focados em ansiedade não tinham usuários ativos no mês analisado e entre os usuários do aplicativo desenvolvido para manejo de estresse Covid Coach, apenas 1,56% permaneceram ativos por pelo menos 14 dias.[4] Em concordância com esses dados, os ensaios clínicos publicados também trazem, em sua maioria, períodos de acompanhamento curtos, dificultando uma avaliação acerca do papel dessas intervenções em médio e longo prazos, uma limitação importante quando se trata de transtornos notoriamente crônicos. Por fim, é raro que os estudos tragam dados que não a mudança em escalas de sintomas, omitindo outros desfechos relevantes, como remissão ou piora clínica, o que também limita a interpretação dos achados.[8]

CHATBOTS

Chatbots são programas de computador que interagem automaticamente por meio de texto ou por fala. Eles existem desde 1966 e estão cada vez mais presentes no mercado digital, representados por exemplos como a Siri da Apple, a Alexa da Amazon e o ChatGPT da OpenAI. Os *chatbots* focados em saúde mental oferecem uma aparente interação humana por meio de diálogos e são projetados para detectar e gerenciar possíveis demandas de saúde mental apresentadas pelo usuário. Programas com essas características emergem como dispositivos com a suposta capacidade de desempenhar funções semelhantes às de um terapeuta. O Mylo, um *chatbot* desenvolvido com base na teoria do controle perceptual, e o WoeBot, projetado com base em técnicas psicoeducativas da terapia cognitivo-comportamental, são exemplos de programas que têm sido utilizados para o enfrentamento do estresse, demonstrando evidências de eficácia nesse contexto.[5]

Alguns dos *chatbots* disponíveis ainda utilizam programações simples baseadas em regras organizadas em um modelo de árvore de decisões, no qual as diferentes respostas do usuário a um questionário conduzem a respostas diferentes e predeterminadas do *bot*.[6] Nos últimos anos, entretanto, o desenvolvimento da inteligência artificial com o uso de processamento de linguagem natural (*natural language processing* – NLP), algoritmos de *machine learning* e compreensão contextual tem permitido que esses *chatbots* criem respostas para perguntas complexas, de modo que o usuário conduza a conversa em vez de se limitar a respostas predefinidas, o que propicia uma conversa mais fluida e humana.[5,6]

Há, ainda, *chatbots* que não seguem o modelo óbvio de assumirem o papel de cuidador. Há pelo menos três aplicações nas quais o *bot* se apresenta como aquele que está em sofrimento psíquico que podem ser mencionadas, ainda que em apenas um deles (Vincent) sintomas do campo dos transtornos ansiosos possam ser identificados. Oferecer cuidado ao *bot* permite que o usuário aumente suas capacidades de autorreflexão e autocompaixão, além de potencialmente diminuir o estigma sobre os sintomas psiquiátricos. Alguns estudos têm demonstrado resultados melhores em redução de sintomas nos usuários que interagiram no papel de cuidador.[5]

Até o momento, no entanto, as pesquisas que têm como objetivo avaliar a eficácia de *chatbots* na detecção de transtornos psiquiátricos, incluindo ansiedade, são limitadas. Há estudos, por outro lado, que indicam que as pessoas podem desenvolver relações terapêuticas com *chatbots* e algumas se sentem até mesmo mais confortáveis conversando de forma anônima.[4,6] Esses achados reforçam a possibilidade de haver alguma espécie de vinculação terapêutica com uma tecnologia não humana e suscitam a discussão a respeito do quanto isso pode impactar no desenvolvimento de estratégias de cuidado complementares ao ambiente clínico.

Uma metanálise recente[6] envolvendo 32 estudos que investigavam a eficácia de intervenções de agentes automatizados de conversa (via texto, avatar ou diferentes tipos de realidade virtual imersiva) revelou resultados favoráveis em curto prazo na redução de sintomas de ansiedade generalizada e de quadros ansiosos específicos (18 estudos avaliados), além de impacto positivo em outros desfechos de saúde mental, como estresse e depressão. Intervenções com mais personalização e as que eram capazes de oferecer respostas emocionais e empáticas produziram tamanhos de efeito maiores do que aquelas que não ofereciam essas possibilidades. Quando comparadas com controles ativos, contudo, as intervenções para sintomas ansiosos não apresentaram tamanho de efeito significativo. Os benefícios em longo prazo também são questionáveis, sendo o tamanho de efeito maior para os estudos com período de seguimento de até 16 semanas em comparação com aqueles com acompanhamento por 17 semanas ou mais.

Além da falta de evidências em longo prazo até o momento, surgem preocupações com relação à capacidade dos *chatbots* de reconhecer e lidar adequadamente com questões sérias de saúde mental, incluindo ideação suicida, bem como outros desafios éticos associados a seu uso, como a proteção de dados.[6] Ademais, o desenvolvimento de ferramentas em outros idiomas além do inglês ainda é bastante defasado e o acesso em países em desenvolvimento pode ficar ainda mais prejudicado pela necessidade de ter um *smartphone* para acessar a grande maioria das interfaces.[6] Assim, considerando-se o atual estágio de desenvolvimento dessas tecnologias, os *chatbots* podem ser recomendados no máximo como ferramenta de apoio, em um contexto terapêutico muito mais amplo, no qual outras intervenções e acompanhamentos convencionais estejam garantidos.[4]

REALIDADE VIRTUAL

A realidade virtual envolve a imersão em ambientes simulados por computador de forma interativa, geralmente utilizando *headsets*. Essa tecnologia proporciona a exposição do indivíduo a estímulos virtualmente idênticos aos reais de forma totalmente controlável, o que permite também uma avaliação precisa das respostas a esses estímulos e explicações ricas de como esses fenômenos ocorrem no mundo real.[4]

Desde o pioneiro uso da realidade virtual no tratamento de transtornos de ansiedade, em 1992, o número de estudos relacionados tem crescido constantemente. As aplicações dessa tecnologia são frequentemente utilizadas na terapia de exposição (*exposure therapy* – ET), em que o paciente é confrontado virtualmente com estímulos que eliciam respostas de ansiedade. Esse ambiente virtual pode ser personalizado, permitindo ao terapeuta ajustar os níveis de exposição conforme o progresso da terapia.[4,10] Um exemplo de sessão de terapia de exposição em realidade virtual (*virtual reality exposure therapy* – VRET) para aracnofobia seria a exposição de participantes a vídeos explicativos sobre a terapia de exposição e, em seguida, a apresentação de uma série de cenários virtuais de aumento gradual de exposição a aranhas.

Uma recente metanálise[10] abrangendo 17 ensaios clínicos revelou que não há diferença significativa entre o tratamento com realidade virtual e o tratamento convencional, apresentando taxas de abandono semelhantes. Isso sugere que a realidade virtual pode ser uma opção eficaz e promissora, especialmente quando combinada com tratamentos psiquiátricos estabelecidos. Terapias em que o próprio usuário conduz o processo também demonstram resultados promissores, proporcionando uma estratégia adicional para enfrentar a crescente demanda por tratamentos de saúde mental.[10] Essa condução pelo usuário pode ser potencializada, ainda, pelo uso de algoritmos de inteligência artificial que processem as respostas fisiológicas, os comportamentos e o progresso no tratamento para adaptar as intervenções em tempo real.[11]

Com o advento de *large language models* (LLM), modelos de linguagem computacionais treinados com grandes quantidades de dados textuais para entender e gerar texto em linguagem natural, e o consequente desenvolvimento da tecnologia de inteligência artificial, novas possibilidades de integração também podem intensificar os efeitos desses tratamentos. O uso de avatares humanos guiados por inteligência artificial com capacidades de processamento de linguagem natural pode permitir a criação de agentes virtuais com habilidades emocionais, sociais e comportamentos adaptativos que promovem interações bastante próximas ou até mesmo indistinguíveis das reais. Essas tecnologias são dotadas também de capacidades de aprendizado experiencial, permitindo que elas se desenvolvam e se tornem mais refinadas ao longo do tempo, potencialmente aumentando a efetividade geral desse tipo de terapia.[11]

O progresso contínuo da tecnologia de realidade virtual pode, sim, permitir uma evolução significativa na proximidade entre os estímulos virtual e real, fundamental para a eficácia da exposição. O notável crescimento e a expectativa em torno da tecnologia, entretanto, são contrastados por sua acessibilidade ainda muito limitada por conta do custo envolvido, dificultando uma implementação mais ampla.

DISPOSITIVOS VESTÍVEIS (*WEARABLE TECHNOLOGIES*)

Nos últimos anos, houve um significativo aumento na criação de dispositivos inteligentes e tecnologias vestíveis dedicadas à monitorização da saúde. Esses dispositivos incluem, por exemplo, *smartbands*, tecidos inteligentes, pedômetros, sistemas de eletroencefalograma (EEG) vestíveis e *smartwatches* com ou sem capacidade de fotopletismografia (detecção de alterações em volume sanguíneo) e proporcionam a medição não invasiva de vários parâmetros de saúde. Com a ampla disponibilidade de *smartbands*, *smartwatches* e outros dispositivos vestíveis na vida cotidiana, cresce o interesse pela possibilidade de utilizar esses dispositivos para detectar estados mentais, especialmente aqueles que frequentemente se manifestam por meio de respostas fisiológicas, como a ansiedade.

As tecnologias de captação de dados mais utilizadas, de acordo com uma metanálise de 2023,[12] são as *smartbands* e os *smartwatches*, com a maioria dos estudos utilizando mais de um tipo de marcador biológico – mais frequentemente acelerômetros e sensores de fotopletismografia. Os dados são processados por algoritmos de inteligência artificial mais comumente com o propósito de diagnóstico ou rastreio, mas a monitorização de sintomas e tentativas de predição de níveis de ansiedade ao longo do tempo também aparecem. O tipo de algoritmo mais utilizado nos estudos incluídos na metanálise foi o *random forest*.

Diferentemente de outras condições clínicas para as quais os dispositivos vestíveis vêm sendo amplamente utilizados, a detecção de ansiedade baseada apenas em parâmetros fisiológicos objetivos traz muito mais desafios. Em uma revisão recente conduzida por Hickey em 2021, a variabilidade da frequência cardíaca (VFC) foi identificada como a métrica fisiológica mais confiável para a detecção de estresse e ansiedade, entretanto a maioria dos dispositivos disponíveis utiliza a frequência cardíaca média, que não é tão precisa quanto a variabilidade, além de a qualidade de cada dispositivo afetar diretamente a precisão desses dados. Ademais, a frequência cardíaca sofre grande influência de múltiplos fatores contextuais, que raramente são incluído nessas monitorizações.[12] Outro achado relevante foi a consideração da atividade eletrodérmica (*electrodermal activity* – EDA) como métrica útil na detecção de estresse. A mensuração obtida por dispositivos vestíveis também sofre de falta de confiabilidade, principalmente em razão dos artefatos de movimento.

Um parâmetro ainda pouco explorado nesse contexto para os transtornos de ansiedade e que deve emergir nos próximos anos é a saturação de oxigênio, em combinação ou não com a frequência cardíaca. A capacidade de captação desse parâmetro foi implementada recentemente nos últimos modelos de *smartwatches*, o que pode permitir que grande quantidade desses dados se torne disponível. Além disso, um estudo preliminar já desenvolveu um modelo de redes neurais, que são técnicas mais sofisticadas de *machine learning*, com 80% de acurácia em detectar estresse a partir de padrões respiratórios em população não clínica.[9] Diferentemente das outras tecnologias apresentadas, esses achados são baseados em estudos pouco robustos, por isso a generalização dos resultados deve ser feita com bastante cautela.

Perspectivas futuras destacam a necessidade de novas pesquisas para avaliação e desenvolvimento do monitoramento de outros parâmetros que permitam inferir os níveis de ansiedade, principalmente de forma combinada. Podem ser utilizados, por exemplo, sono, atividade física, sociabilidade, alterações de humor, prosódia e funções cognitivas. A busca por uma compreensão mais abrangente e precisa dos fatores que impactam a ansiedade continua sendo uma área crucial para o avanço dessas tecnologias vestíveis na promoção da saúde mental.

PROCESSAMENTO DE DADOS POR INTELIGÊNCIA ARTIFICIAL

Em razão da natureza não linear dos processos que levam ao desenvolvimento de transtornos de ansiedade, com múltiplos estressores e variáveis individuais interagindo de forma caótica até levar ou não a sofrimento psíquico, algoritmos de *machine learning* têm aplicabilidade promissora nesse campo. Para além do diagnóstico ou da previsão do desenvolvimento de transtornos de ansiedade, essas tecnologias têm o potencial de identificar subgrupos específicos na população clínica, a partir de biomarcadores como eletroencefalograma, níveis de cortisol, expressão gênica, ressonância magnética funcional e dos sintomas manifestados.[9]

Algoritmos de *random forest* e *support vector machines* são os principais métodos de identificação de relações não lineares, podendo ser combinados com modelos de base linear, como os diferentes modelos bayesianos, para gerar máxima acurácia. Redes neurais também se prestam a tal propósito. A aplicação desses métodos para classificação "exploratória" já foi testada em pacientes com transtorno de estresse pós-traumático com resultados interessantes em termos de identificação de grupos, porém com aplicabilidade clínica ainda bastante limitada. Em função da característica "caixa-preta" de muitos desses algoritmos, ou seja, da impossibilidade de se analisarem as relações entre os fatores de forma direta, a interpretação dos resultados pode ficar muito prejudicada. A aplicação para classificação "binária", (tem transtorno *versus* não tem transtorno), ou seja, para rastreio ou diagnóstico, já foi mais amplamente explorada e se presta a testes mais simples de eficácia. Os modelos para identificação de estresse a partir de dados como eletroencefalograma, eletrocardiograma (ECG), atividade eletrodérmica e padrões respiratórios têm acurácia relatada de 80 a 99%. Em comparação, os modelos para diagnóstico de transtorno de estresse pós-traumático a partir de textos em redes sociais alcançaram 70 a 78% de acurácia.[9]

Uma forma de contornar os prejuízos da falta de clareza dos algoritmos de *machine learning* em cenários clínicos é submetê-los inteiramente à análise crítica dos profissionais, utilizando-os exclusivamente como ferramentas de apoio e não na interface com os pacientes. Um bom exemplo é a plataforma Eleos Health, que consiste em um *software* para uso tanto em *desktops* quanto em aplicativo móvel, cuja função é transcrever e analisar sessões de psicoterapia a partir de gravações de voz, além de integrar resultados de escalas padronizadas respondidas pelos pacientes. A partir desses dados, a inteligência artificial da plataforma fornece um resumo da sessão em formato de nota clínica, facilitando o trabalho de registro dos terapeutas, e destaca momentos relevantes das sessões. Além disso, ela faz sugestões de intervenções baseadas em evidências da terapia cognitivo-comportamental. Um ensaio clínico randomizado com 47 sujeitos comparou essa plataforma à psicoterapia no mesmo formato, sem uso da ferramenta, durante 2 meses. O grupo-estudo apresentou redução de 29% em sintomas de ansiedade em comparação com 8% do grupo-controle, com um tamanho de efeito significativamente maior (d = 0,79 *versus* d = 0,14). A adesão ao tratamento também foi 67% maior no grupo-estudo e os registros clínicos dos terapeutas foram realizados em média 55 horas antes que os dos terapeutas no grupo-controle, sendo os textos mais sucintos e melhor comparáveis em termos de erros gramaticais.[13] Plataformas como essa podem se tornar ainda mais precisas e personalizadas com o uso de tecnologias de *machine learning* altamente sofisticadas, como as redes neurais.

Por sua vez, um sistema de predição de sintomas de depressão, ansiedade e estresse (medidos pela *depression anxiety stress scale* - DASS) a partir de expressões faciais capturadas em vídeo demonstrou acurácia de 90,2% para estresse e de 77,9% para ansiedade.[14] A integração desse tipo de ferramenta em plataformas de videoconferência utilizadas em teleatendimentos poderia abrir novas avenidas para intervenções em saúde mental.

É essencial que o desenvolvimento das tecnologias de captura de dados seja acompanhado do desenvolvimento das ferramentas para sua análise e da compreensão dos pesquisadores sobre elas. Com a universalização dos *smartphones*, a sofisticação exponencial dos *large language models* e, consequentemente, dos *chatbots*, a popularização dos dispositivos de realidade virtual e das tecnologias vestíveis, o influxo de dados para aplicações diversas se torna cada vez mais massivo. Filtrar esses dados, limpar ruídos e torná-los adequados para análise exige modelos de *machine learning* cada vez mais poderosos, com demandas progressivas de poder de processamento dos *hardwares*. Simultaneamente, orientar a coleta de dados e fazer inferências a partir dos achados que essas tecnologias oferecerão exige domínio não só de aspectos clínicos dos transtornos discutidos, mas também de fundamentos teóricos desses modelos de análise. A integração dessas duas frentes talvez seja um dos maiores desafios que os profissionais da saúde do século XXI virão a enfrentar.

CONCLUSÃO

Há um avanço significativo nas inovações tecnológicas destinadas ao diagnóstico e ao tratamento dos transtornos de ansiedade, abrangendo uma variedade de dispositivos. Até o momento, entretanto, especialmente no que diz respeito às evidências de eficácia, esses avanços não são suficientes para garantir uma aplicação generalizada dessas tecnologias no mundo real. Questões fundamentais relacionadas à implementação desses dispositivos ainda carecem de esclarecimento adicional.

Merece atenção, nesse sentido, alguns pontos destacados por uma extensa revisão realizada recentemente por Torous et al.[4] É crucial que se busque melhorar a compreensão da dinâmica da interação entre os usuários e as tecnologias, abrangendo aspectos como engajamento, confiabilidade e uso adequado. Apesar de algumas evidências sugerirem o estabelecimento de um vínculo terapêutico entre usuários e essas novas tecnologias, é difícil imaginar que haja equivalência com o vínculo entre terapeuta humano e paciente em aspectos como empatia, validação e compreensão. Além disso, surgem preocupações quanto às possíveis consequências deletérias da mecanização de áreas do conhecimento cujo desenvolvimento, ao longo dos últimos séculos, teve a interação humana como ponto essencial, como é o caso da psicologia e da psiquiatria. No contexto dos profissionais e serviços de saúde, surgem questionamentos também sobre o compartilhamento e a compatibilidade dos dados, bem como sobre a necessidade de treinamento especializado para a prescrição dessas tecnologias. Já no âmbito político, torna-se imperativo adotar medidas adicionais para adequar as regulamentações clínicas, garantindo a implementação segura e eficaz dessas tecnologias.

Por fim, embora um dos principais atrativos dessas inovações seja seu potencial impacto na saúde pública, é essencial abordar as disparidades em termos de acessibilidade. Aspectos como custo e capacidade de uso adequado podem agravar ainda mais as desigualdades no acesso a dispositivos de prevenção em saúde mental, sobretudo quando são considerados alguns dos transtornos psiquiátricos de maior prevalência e relevância no mundo. O desenvolvimento de programas direcionados a usuários em situação de vulnerabilidade socioeconômica, focados no acesso e no treinamento, será fundamental, portanto, para a efetividade e a universalidade dessas novas tecnologias.

REFERÊNCIAS BIBLIOGRÁFICAS

1. Craske MG, Rauch SL, Ursano R, Prenoveau J, Pine DS, Zinbarg RE. What is an anxiety disorder? Depress Anxiety. 2009;26(12):1066-85.
2. Mangolini VI, Andrade LH, Wang YP. Epidemiologia dos transtornos de ansiedade em regiões do Brasil: uma revisão de literatura. Rev Med. 2019; 98(6):415-22.
3. Wang YP, Chiavegatto Filho ADP, Campanha AM, Malik AM, Mogadouro MA, Cambraia M, et al. Patterns and predictors of health service use among people with mental disorders in São Paulo metropolitan area, Brazil. Epidemiol Psychiatr Sci. 2017; 26(1):89-101.
4. Torous J, Bucci S, Bell IH, Kessing LV, Faurholt-Jepsen M, Whelan P, et al. The growing field of digital psychiatry: current evidence and the future of apps, social media, chatbots, and virtual reality. World Psychiatry. 2021;20(3):318-35.
5. Ahmed A, Hassan A, Aziz S, Abd-alrazaq AA, Ali N, Alzubaidi M, et al. Chatbot features for anxiety and depression: a scoping review. Health Informatics J. 2023; 29(1):14604582221146719.
6. He Y, Yang L, Qian C, Li T, Su Z, Zhang Q, et al. Conversational agent interventions for mental health problems: systematic review and meta-analysis of randomized controlled trials. J Med Internet Res. 2023; 25:e43862.
7. Moshe I, Terhorst Y, Opoku Asare K, Sander LB, Ferreira D, Baumeister H, et al. Predicting symptoms of depression and anxiety using smartphone and wearable data. Front Psychiatry. 2021;12:625247.
8. Linardon J, Torous J, Firth J, Cuijpers P, Messer M, Fuller-Tyszkiewicz M. Current evidence on the efficacy of mental health smartphone apps for symptoms of depression and anxiety: a meta-analysis of 176 randomized controlled trials. World Psychiatry. 2024; 23(1):139-49.
9. Mentis AFA, Lee D, Roussos P. Applications of artificial intelligence-machine learning for detection of stress: a critical overview. Mol Psychiatry. 2023. Disponível em: https://www.nature.com/articles/s41380-023-02047-6. Acesso em: 5 dez. 2023.
10. Schröder D, Wrona KJ, Müller F, Heinemann S, Fischer F, Dockweiler C. Impact of virtual reality applications in the treatment of anxiety disorders: a systematic review and meta-analysis of randomized-controlled trials. J Behav Ther Exp Psychiatry. 2023 Dec;81:101893.
11. Carlson CG. Virtual and augmented simulations in mental health. Curr Psychiatry Rep. 2023; 25(9):365-71.

12. Abd-alrazaq A, AlSaad R, Aziz S, Ahmed A, Denecke K, Househ M, et al. Wearable artificial intelligence for anxiety and depression: scoping review. J Med Internet Res. 2023; 25:e42672.
13. Sadeh-Sharvit S, Camp TD, Horton SE, Hefner JD, Berry JM, Grossman E, et al. Effects of an artificial intelligence platform for behavioral interventions on depression and anxiety symptoms: randomized clinical trial. J Med Internet Res. 2023; 25(1):e46781.
14. Gavrilescu M, Vizireanu N. Predicting depression, anxiety, and stress levels from videos using the facial action coding system. Sensors. 201; 19(17):3693.

10

Inovações tecnológicas no diagnóstico e no tratamento do transtorno obsessivo-compulsivo

Maria Alice de Mathis
Arthur Caye
Euripedes Constantino Miguel
Renatha El Rafihi Ferreira

INTRODUÇÃO

O transtorno obsessivo-compulsivo (TOC) é um transtorno neuropsiquiátrico incapacitante, marcado pela presença de pensamentos intrusivos (obsessões) e comportamentos repetitivos (compulsões). Obsessões e/ou compulsões que consomem tempo, são angustiantes e afetam as funções diárias são as principais manifestações do TOC.[1]

As estimativas de prevalência desse transtorno ao longo da vida em adultos variam entre 1,5 e 3%, constituindo uma das principais causas de incapacidade globalmente. O início da doença geralmente é precoce (usualmente durante a infância ou adolescência) e seu curso tende a ser crônico. No estudo National Comorbidity Survey Replication (NCS-R), quase um quarto dos homens teve início antes dos 10 anos de idade. Nas mulheres, o início ocorre frequentemente durante a adolescência, embora também possa aparecer no período periparto ou pós-parto em algumas pacientes. De forma geral, o pico de incidência do TOC ocorre por volta dos 15 anos de idade, com a metade dos casos incidindo até os 18 anos.

Embora o TOC seja um transtorno heterogêneo, com diferentes manifestações clínicas, as obsessões e compulsões mais comuns são relacionadas a temas associados a contaminação/sujeira, simetria/organização, agressão/violência e conteúdo sexual/religioso. As características clínicas são semelhantes em pacientes nos estudos clínicos e comunitários e essas semelhanças são observadas também em diferentes países.

Os indivíduos com TOC, na maioria das vezes, reconhecem o caráter das obsessões e compulsões como exageradas e sem sentido, mas ainda assim têm dificuldade para se livrar dos sintomas sem tratamento. O diagnóstico requer uma associação dos sintomas nucleares com impacto caracterizado por sofrimento relevante, prejuízo funcional ou tempo gasto por dia com as obsessões e compulsões (superior a 1 hora e prejuízo associado à rotina, de acordo com a Classificação Internacional de Doenças (CID-11)[2] e o *Manual de Diagnóstico e Estatístico de Transtornos Mentais* (DSM-5).[1]

Se não for tratado, o TOC geralmente segue um curso crônico de melhoras e pioras, com apenas 5 a 10% dos pacientes alcançando remissão espontânea definitiva. Entre os pacientes tratados, alguns são resistentes aos tratamentos convencionais disponíveis. Além disso, boa parte dos pacientes não tem acesso aos tratamentos mais efetivos baseados em evidência, em especial nos países de baixa e média renda.

TRATAMENTO CONVENCIONAL

Os tratamentos de primeira linha para o TOC são os inibidores seletivos de recaptação da serotonina (ISRS) juntamente com a terapia cognitivo-comportamental (TCC),[3] ou esta psicoterapia isoladamente nos quadros leves. Para quadros moderados a graves, essa combinação de fármacos e psicoterapia costuma apresentar melhores resultados; no entanto, a falta de resposta ou a resposta parcial ao tratamento são comuns. Estima-se que quase metade dos pacientes tratados adequadamente não atinge os critérios de resposta satisfatórios.

Os medicamentos de primeira linha para o TOC são escitalopram, fluoxetina, sertralina, paroxetina e fluvoxamina, que apresentam segurança, tolerabilidade e eficácia comprovadas. Na escolha de um ISRS específico, os efeitos colaterais devem ser ponderados com autela, já que não há diferenças significativas na eficácia entre eles. Geralmente recomenda-se a dose máxima tolerável do fármaco, com um período de 8 a 12 semanas para avaliar a resposta ao medicamento. Se um ISRS não for eficaz, a troca por outro é preferível à associação de medicamentos. Caso a resposta continue insatisfatória, a clomipramina ou estratégias de associação, como clomipramina ou antipsicóticos atípicos, são recomendadas. A clomipramina foi o primeiro medicamento a mostrar eficácia no tratamento do TOC e é considerada uma opção de segunda linha por seu perfil de efeitos colaterais menos favorável em comparação com os ISRS. Apesar de não haver ensaios controlados em número suficiente para delimitar uma evidência sólida, doses baixas de clomipramina são usadas, às vezes, em associação com os ISRS. Entre 40 e 60% dos pacientes com TOC não respondem adequadamente ao tratamento inicial com ISRS, com uma taxa de remissão variando de 10 a 40%.

A associação de antidepressivos com antipsicóticos também é uma estratégia comum, baseada na hipótese de que a hiperativação dopaminérgica contribui para a patofisiologia do TOC. Embora não sejam formalmente aprovados para uso no TOC, os antipsicóticos estão sendo cada vez mais prescritos, incluindo, por exemplo, doses baixas de risperidona e aripiprazol. Outras estratégias farmacológicas que têm sido testadas são a monoterapia ou terapia de associação com N-acetilcisteína, cetamina, troriluzol e tolcapona.

Com relação à psicoterapia, a terapia cognitivo-comportamental compreende exposição com prevenção de resposta (ERP) e terapia cognitiva (TC)[4] que, apesar de ser um tratamento eficaz de primeira linha para o TOC, tem acesso limitado. Os pacientes relatam barreiras como vergonha, estigma e custos elevados associados à procura de cuidados em saúde mental. Além disso, faltam terapeutas com competência na aplicação da terapia com exposição com prevenção de resposta, o que dificulta o acesso ao tratamento adequado. Em muitos países em desenvolvimento, incluindo o Brasil, essa realidade é claramente observável, pois existem apenas 12 psicólogos para cada 100 mil habitantes trabalhando no setor de saúde mental (em comparação com aproximadamente 100 profissionais por 100 mil habitantes em muitos países europeus). A questão fica em evidência no Brasil por conta do tamanho do país e da população e pela existência de poucas clínicas especializadas concentradas nas grandes cidades, tornando o acesso ao tratamento quase impossível para a população em áreas remotas. Tratamentos eficazes e acessíveis para os portadores de TOC são, portanto, urgentemente necessários no Brasil.

INOVAÇÕES TECNOLÓGICAS NA AVALIAÇÃO E NO DIAGNÓSTICO

O uso de tecnologias contemporâneas para avaliação, *screening* e diagnóstico de diversos transtornos psiquiátricos e, mais especificamente, do TOC tem sido foco de pesquisadores. As publicações mais recentes têm discutido contribuições, limitações e desafios éticos da inteligência artificial para essas finalidades.[5,6]

Avaliação eletrônica baseada em instrumentos psicológicos

Os aplicativos de avaliação para *smartphones* podem usar uma versão digital de uma escala validada ou uma avaliação ecológica momentânea (*ecological momentary assessment* – EMA). Aplicações práticas já disponíveis para uso profissional são escassas, mas já existem iniciativas. A aplicação de questionários psicológicos por meios digitais pode reduzir a carga tanto para pacientes quanto para profissionais, podendo ser usada para triagem ou monitoramento de sintomas.

O *Web Screening Questionnaire*, por exemplo, é baseado na *Yale-Brown obsessive-compulsive scale* (Y-BOCS) e pode ser preenchido em 2 minutos, com boa sensibilidade e especificidade adequada para a detecção de sintomas de TOC quando comparado com uma entrevista clínica estruturada completa.[7] A proposta do EMA é que os pacientes possam responder diariamente a perguntas com base nos sintomas relatados, em seu ambiente natural. Dessa forma, fica adicionada à relação profissional/paciente uma parte informatizada que permite que o paciente tenha um registro diário de seus sintomas do TOC.

Outra ferramenta eletrônica permite identificar o TOC por meio de um teste que imita uma entrevista estruturada, denominado teste de depressão e ansiedade baseado na *web*. Esse teste tem sensibilidade adequada para diagnóstico de TOC (0,71) e boa especificidade (0,97) quando comparado com a entrevista clínica estruturada para os transtornos do DSM-5. Além disso, o sistema da avaliação psicológica eletrônico, um sistema de avaliação clínica e encaminhamento baseado na *web*, de autorrelato, para múltiplos transtornos, mostrou uma concordância razoável com a entrevista clínica para TOC (kappa = 0,39).

Outro exemplo é o desenvolvimento do *measure AI-based to psychopathology assessment* (Mapa). O Mapa é uma ferramenta avaliativa para triagem de sintomas e traços patológicos de diversos transtornos mentais. Trata-se de uma ferramenta digital que utiliza a inteligência artificial (IA) e, mais especificamente, modelos baseados em processamento de linguagem natural (*natural language processing* – NLP), para identificar a presença e a gravidade de sintomas e traços patológicos nos pacientes. Atualmente está em desenvolvimento o Mapa-TOC, um módulo com foco em sintomas de TOC.[8] A partir do uso desse módulo, será gerado um relatório clínico informando o profissional sobre:

- Risco para TOC (chance de o paciente ter um diagnóstico de TOC e presença de fenômenos sensoriais).
- Gravidade dos sintomas (quão prejudiciais são os sintomas, quanto tempo ocupam no cotidiano e quanto mal-estar eles causam).
- Sintomas principais (sintomas que mais incomodam o paciente).
- Início dos sintomas (quando os sintomas começaram)
- *Insight* (convicção do paciente sobre seus sintomas e percepção dos outros, segundo o paciente).

Avaliação baseada em realidade virtual

As ferramentas utilizando realidade virtual (RV) têm se tornado cada vez mais comuns na investigação e na avaliação de transtornos psiquiátricos em geral, podendo ser usadas para realizar avaliações neuropsicológicas em tempo real.[9] Realidade virtual pode ser definida como ambientes imersivos, interativos, multissensoriais, centrados no espectador e tridimensionais gerados por computador, bem como a combinação de tecnologias necessárias para construir esses ambientes. Essas tecnologias têm sido utilizadas mais recentemente em avaliações neuropsicológicas em tempo real em razão da maior disponibilidade de sistemas (Oculus Rift, PlayStation VR, HTC Vive, Samsung Gear), antes limitada pelo custo alto e pela qualidade da definição da tecnologia.

No caso do TOC, o ambiente e os estímulos podem ser manipulados para observar os comportamentos patológicos dos pacientes. O grau de ansiedade desencadeado pela realidade virtual está correlacionado positivamente com os sintomas e a ansiedade desencadeados em ambiente real, reforçando a ideia de que essa tecnologia pode ser uma ferramenta de fácil acesso para desencadear ansiedade.[10]

Assim, na realidade virtual o ambiente e os estímulos perceptivos podem ser manipulados para desencadear comportamentos patológicos de interesse (para o TOC, comportamentos de verificação e limpeza, por exemplo). Isso permite ao profissional de saúde avaliar as respostas comportamentais a uma situação que pode provocar sofrimento e treinar os pacientes sobre como lidar com seus sintomas. Essa ferramenta pode ajudar na obtenção de uma avaliação mais precisa, em tempo real, e na elaboração de um plano de tratamento específico para o paciente.

Avaliação baseada em aprendizado de máquina

O aprendizado de máquina (*machine learning* – ML) se define pela maneira como os computadores aprendem a partir dos dados, usando estatísticas para encontrar relações entre eles e algoritmos de computação eficientes para detectar com precisão padrões de classificação. Para isso, são utilizados dois tipos diferentes de processo de classificação: supervisionado e não supervisionado.

O método supervisionado identifica regras de bases de dados contendo casos já validados, enquanto o método não supervisionado procura padrões em dados não rotulados para encontrar novas estruturas. A aplicação desse método a exames de ressonância magnética (RM), eletroencefalograma (EEG) ou sorológicos pode revelar padrões que permitem dividir os pacientes em diferentes grupos. Para o TOC já existem estudos nesse sentido utilizando dados neuroanatômicos, de eletroencefalograma, dados clínicos e de imagem.[5] A classificação eletroencefalográfica baseada em *machine learning* está ganhando interesse para vários transtornos psiquiátricos, pois tem uma precisão de classificação muito alta, inclusive no TOC.

INOVAÇÕES TECNOLÓGICAS NO TRATAMENTO

Os cuidados em saúde mental estão passando por uma grande revolução tecnológica, com novas tecnologias que vão mudar a forma de conduzir a prática da psiquiatria. Os desenvolvimentos em imagens e biomarcadores, juntamente com a informática médica, poderão permitir melhores avaliações e intervenções no futuro. Os recentes avanços no conceito de fenótipo digital, por exemplo, envolvem a utilização de ferramentas de medição computadorizadas para capturar as características de um determinado transtorno psiquiátrico. No cenário das psicoterapias a entrega de práticas baseadas em evidências no formato *online* também já se apresenta como uma alternativa às dificuldades de acesso a centros e terapeutas especializados, ampliando substancialmente o acesso ao tratamento. As novas tecnologias estão destinadas a mudar profundamente forma de praticar a psiquiatria.[5]

Terapia cognitivo-comportamental com base na internet

Com o aumento da penetração da internet, desenvolveu-se uma nova abordagem de oferta de terapia cognitivo-comportamental baseada na internet (iTCC). Essa modalidade de psicoterapia fornece aos pacientes os mesmos princípios e técnicas dos programas presenciais em um formato eletrônico altamente estruturado que promove psicoeducação e ensina habilidades cognitivas e comportamentais básicas, por meio de conteúdos digitais como textos, áudios, apresentações interativas, vídeos e tarefas.

Os benefícios dessa abordagem incluem suas altas acessibilidade e confidencialidade, já que os pacientes podem acessar o programa a qualquer hora, em qualquer lugar, a partir de diferentes dispositivos conectados à internet (celular, computador, *tablet*) e revisar seu conteúdo quantas vezes quiserem. Além disso, ela pode ser guiada por um terapeuta (contato profissional fornecido por mensagem ou *e-mail*) ou autoguiada (sem qualquer contato profissional).[11] Para o TOC, o programa é organizado em módulos com duração aproximada de 10 semanas que incluem psicoeducação, reestruturação cognitiva e o estabelecimento de uma hierarquia de exposição com prevenção de resposta individual.

Em parceria com o Instituto Karolinska, da Suécia, foi realizado no Brasil, no Instituto de Psiquiatria do Hospital das Clínicas da Faculdade de Medicina da Universidade de São Paulo, um estudo avaliando a viabilidade e a aceitabilidade do tratamento por terapia cognitivo-comportamental feito pela internet em portadores de TOC. Na Suécia, o tratamento já é aplicado há mais de 10 anos, com resultados positivos. A partir do material utilizado na Suécia, foram feitas a tradução e a adaptação para o português, assim como todo o treinamento para uso da plataforma. Foram avaliados 35 pacientes, com gravidade moderada da doença (média inicial na escala

Y-BOCS = 27,7, desvio-padrão = 3,95). Da amostra inicial, 30 participantes finalizaram o tratamento (média Y-BOCS final = 16,7, desvio-padrão = 7,15). Com relação à resposta ao tratamento, 60% dos participantes atenderam aos critérios de resposta (redução do Y-BOCS de 35% mais pontuação 1 ou 2 na escala de impressão clínica global – CGI). Além dessa diminuição no escore da escala Y-BOCS, 80% dos participantes relataram se sentir "satisfeitos" ou "muito satisfeitos" "com o tratamento."

Estudos de revisão e metanálise[12] também têm documentado a eficácia do conjunto de técnicas que compõem o protocolo de terapia cognitivo-comportamental por internet para o TOC, com reduções significativas nos sintomas avaliados pelo Y-BOCS. Evidências adicionais apontam que essa abordagem apresenta eficácia sobretudo em quadros leves a moderados, enquanto a modalidade presencial apresenta resultados superiores nos quadros graves.

Os resultados positivos encorajam propostas nas quais tais intervenções podem ser integradas a um sistema mais amplo de cuidados em saúde mental, como o cuidado escalonado (*stepped-care*). Os fundamentos do modelo de cuidado escalonado consideram a oferta de tratamento baseado em evidência de baixa intensidade, requerendo menos tempo dos profissionais de saúde mental, e que os indivíduos recebam o nível apropriado de intervenção, exigindo avaliação contínua.[13] O cenário é adequado à aplicação da terapia cognitivo-comportamental por internet, pois essas intervenções geralmente são de baixa intensidade, administradas sem nenhuma ou com mínima orientação profissional e amplamente acessíveis. Ademais, essa abordagem geralmente envolve um sistema automatizado de avaliação, o que facilita a constante e contínua avaliação.[13]

Embora essa proposta seja promissora, estudos de implementação no sistema de saúde ainda são incipientes, sobretudo em países em desenvolvimento. No Brasil há apenas um estudo em desenvolvimento pelo Centro de Pesquisa e Inovação em Saúde Mental (CISM), que é pioneiro na implementação de terapia cognitivo-comportamental por internet para TOC. Esse estudo prevê a oferta dessa modalidade de psicoterapia para o TOC para usuários adultos da atenção primária em duas cidades do interior de São Paulo.

Para além dessa psicoterapia, existem modalidades de tratamento com intervenções baseadas em realidade virtual, *biofeedback* e predição baseada em ML (*machine learning-based prediction*).

O tratamento baseado em realidade virtual tem como finalidade criar um ambiente virtual para produzir variações na ansiedade e, com isso, poder avaliar em tempo real o nível de desconforto que o paciente relata. Além disso, intervenções podem ser feitas no momento da exposição ao ambiente virtual. No caso do TOC, é possível simular um ambiente sujo ou desorganizado, por exemplo, que vai despertar algum tipo de desconforto caso o paciente tenha sintomas dessas dimensões.[14]

Por sua vez, o *biofeedback* é um procedimento indolor e não invasivo que consiste em capturar dados biométricos como eletroencefalograma, eletrocardiograma (ECG), eletromiograma (EMG), condutância da pele e temperatura, e imediatamente devolvê-los ao paciente. A atividade cerebral do paciente é modelada em tempo real. No caso do TOC, os pacientes são instruídos a promover a atividade cerebral correspondente ao alvo terapêutico, por meio do reforço positivo, com base em técnicas de terapia cognitivo-comportamental e relaxamento. Quando a atividade em uma banda de frequência desejável aumenta, o símbolo que modela a atividade cerebral muda para uma direção e quando a atividade em uma banda desfavorável aumenta, o símbolo muda na direção oposta. Com isso, os pacientes aprendem gradualmente a nova onda cerebral, tomando como modelo uma onda correspondente ao que é observado em indivíduos saudáveis.

O primeiro estudo com TOC e *biofeedback* é de 1977, tendo sido apresentado como um relato de caso. Desde então, estudos têm sido publicados com o objetivo de demonstrar sua utilidade, especialmente em casos refratários a tratamento. Nesse cenário, em 2011, o *neurofeedback* quantitativo guiado por eletroencefalograma foi utilizado em uma série de casos de 36 pacientes com TOC resistentes ao tratamento. A intervenção com *neurofeedback* consistiu em inibir (manter a atividade abaixo de um limiar definido) os ritmos teta ou alfa do EEG nos desvios frontal, pré-frontal e frontotemporal. Todos os participantes foram submetidos a sessões diárias de 60 minutos durante 9 a 84 dias. Os resultados mostraram que 91% dos participantes que receberam treinamento em n*eurofeedback* apresentaram melhora clínica, de acordo com o Y-BOCS e a escala de impressão clínica global, e 52% deles mantiveram as melhorias de seus sintomas de TOC em seu acompanhamento.[15]

Por fim, a predição baseada em *machine learning* pode prever a resposta ao tratamento ou a gravidade dos sintomas do TOC. Esses estudos têm como objetivo prever, por exemplo, se os pacientes serão respondedores ou não respondedores a determinado tratamento.

Outras inovações tecnológicas que fazem parte do arsenal terapêutico do TOC são estimulação cerebral profunda (DBS), estimulação magnética transcraniana (TMS), estimulação transcraniana por corrente contínua (tDCS) e, mais recentemente, ultrassom focalizado guiado por ressonância magnética. Essas inovações envolvem técnicas específicas de neuromodulação, algumas minimamente invasivas, e compõem uma literatura extensa, cuja análise e descrição detalhada fogem do escopo deste capítulo.[16-18]

CONCLUSÃO

A revolução tecnológica utilizando inteligência artificial tem ganhado espaço nos cuidados em saúde mental e beneficiado pacientes com TOC. Isso pode ser observado na boa aceitabilidade e adesão dos pacientes com relação às tecnologias de avaliação e intervenção. Nesse sentido, é provável, ainda, que as estratégias tecnológicas permitam a expansão da avaliação clínica e do potencial de intervenção e a capacidade dos profissionais de prestarem mais serviços em um mesmo intervalo de tempo.

No campo do diagnóstico, as avaliações eletrônicas realizadas por aplicativos têm apresentado sensibilidade e especificidade adequadas para detecção de sintomas do TOC. Além disso, os aplicativos facilitam as avaliações longitudinais em ambientes naturais, como a avaliação ecológica momentânea, que contribui de forma substancial para a compreensão do diagnóstico. Recentemente pesquisas têm mostrado também importante contribuição de inovações como a avaliação baseada em *machine learning*, possibilitando uma melhor classificação dos pacientes a partir da reunião de dados clínicos, biológicos e derivados de neuroimagem, podendo, portanto, complementar as avaliações comportamentais.

Inovações tecnológicas também têm se destacado no campo dos tratamentos. Desenvolvida a partir de métodos baseados em evidências no campo da abordagem cognitivo-comportamental e estruturada a partir de plataformas *online* e aplicativos, a abordagem da terapia cognitivo-comportamental por internet pode ser uma alternativa de tratamento diante das dificuldades de acesso a centros e terapeutas especializados. Essa é uma forma amplamente eficaz de aumentar o alcance a um tratamento de primeira linha, baseado em evidências, para um maior número de portadores de TOC. Além disso, nesse formato as inovações tecnológicas podem ser integradas no sistema mais amplo de cuidados em saúde mental, uma vez que essa abordagem envolve intervenções de baixa intensidade, administradas com mínima orientação profissional e amplamente acessíveis. Por envolver um sistema automatizado de avaliação, pode facilitar também a avaliação contínua desses pacientes e contribuir para o diagnóstico.

O uso da tecnologia no tratamento do TOC também pode envolver intervenções baseadas em realidade virtual, *biofeedback* e predição baseada em *machine learning*. Para os pacientes resistentes e refratários ao tratamento convencional, a estimulação cerebral profunda apresenta-se também como uma alternativa tecnológica inovadora.

As inovações tecnológicas necessitam, antes de sua implementação, de evidências construídas por meio de pesquisas; contudo, seu desenvolvimento é muitas vezes mais rápido que a validação e afirmações são apresentadas frequentemente sem comprovação de dados adequados. Isso é observado sobretudo em ferramentas comercializadas. O atual desafio, portanto, é oferecer para a população ferramentas que sejam desenvolvidas com base científica e baseadas em tratamentos de primeira linha. Se, por um lado, o rápido desenvolvimento da tecnologia pode levar a afirmações e aplicações precipitadas, sem apoio empírico, por outro, há uma lacuna na implantação entre pesquisa e clínica; e assim, muitas tecnologias bem validadas em ambientes de pesquisa não são utilizadas na prática clínica.

Um ponto para ser destacado é o acesso à internet nas diferentes regiões do Brasil. Embora a tecnologia traga importante contribuição na acessibilidade, ainda há falta de acesso à internet em áreas rurais e em algumas áreas periféricas, limitando o acesso dessa população às intervenções. Esses são os mesmos fatores que criam barreiras de acesso aos serviços psiquiátricos em geral; por isso, considerando-se que um dos objetivos do uso da tecnologia em saúde mental é aumentar o acesso aos serviços de saúde mental, ampliar o acesso à tecnologia será um primeiro passo crítico.

Para muitos pacientes, ainda, a tecnologia pode ser de difícil compreensão, daí a importância de essas ferramentas serem adaptadas e acessíveis à realidade do paciente. Para tanto, as ferramentas tecnológicas devem ser devidamente explicadas e, quando possível, adaptadas ao perfil do profissional e também da população atendida.

Assim, embora estudos recentes demonstrem que a tecnologia tem potencial para auxiliar na avaliação diagnóstica e no tratamento do TOC, em um cenário promissor, as ferramentas mencionadas ainda não estão acessíveis e não foram amplamente adotadas nos cuidados em saúde.

REFERÊNCIAS BIBLIOGRÁFICAS

1. American Psychiatric Association. Diagnostic and statistical manual of mental disorders. 5. ed. APA; 2022.
2. World Health Organization. ICD-11 for mortality and morbidity statistics, version: 2019 April. Geneva: WHO; 2019. Disponível em: https://icd.who.int/browse11/l-m/en. Acesso em: 29 mar. 2024.
3. Oliveira MVS, Barros PMF, Mathis MA, Boavista R, Chacon P, Echevarria MAN, et al. Brazilian Research Consortium on Obsessive-Compulsive Spectrum Disorders guidelines for the treatment of adult obsessive-compulsive disorder: part I – pharmacological treatment. Braz J Psychiatry. 2023; 45(2):146-61. DOI: 10.47626/1516-4446-2022-2891.
4. McKay D, Sookman D, Neziroglu F, Wilhelm S, Stein DJ, Kyrios M, et al. Efficacy of cognitive-behavioral therapy for obsessive-compulsive disorder. Psychiatry Res. 2015; 225(3):236-46. DOI: 10.1016/j.psychres.2014.11.058.
5. Ferreri F, Bourla A, Peretti CS, Segawa T, Jaafari N, Mouchabac S. How new technologies can improve prediction, assessment, and intervention in obsessive-compulsive disorder (e-OCD): review. JMIR Ment Health. 2019; 6(12):e11643. DOI: 10.2196/11643.
6. Cheng S-W, Chang C-W, Chang W-J, Wang H-W, Liang C-S, Kishimoto T, et al. The now and future of ChatGPT and GPT in psychiatry. Psychiatry Clin Neurosci. 2023;77:592-6. DOI: 10.1111/pcn.13588.
7. Coles ME, Cook LM, Blake TR. Assessing obsessive compulsive symptoms and cognitions on the internet: evidence for the comparability of paper and internet administration. Behav Res Ther. 2007; 45(9):2232-40. DOI: 10.1016/j.brat.2006.12.009.
8. Carvalho LF, Machado GM, Batistuzzo M. Development and validation of the meausre AI-based to psychopathology assessment – OCD (Mapa-OCD). Manuscript in preparation. 2024.
9. Negut A, Matu S, Sava FA, David D. Virtual reality measures in neuropsychological assessment: a meta-analytic review. Clin Neuropsychol. 2016; 30(2):165-84. DOI: 10.1080/13854046.2016.1144793.
10. van Bennekom MJ, Kasanmoentalib MS, de Koning PP, Denys D. A virtual reality game to assess obsessive-compulsive disorder. Cyberpsychol Behav Soc Netw. 2017; 20(11):718-22. DOI: 10.1089/cyber.2017.0107.
11. Andersson G, Titov N, Dear BF, Rozental A, Carlbring P. Internet-delivered psychological treatments: from innovation to implementation. World Psychiatry. 2019; 18(1):20-8. DOI: 10.1002/wps.20610.

12. De Mathis MA, Chacon P, Boavista R, Oliveira MVS, Barros PMF, Echevarria MAN, et al. Brazilian Research consortium on Obsessive-compulsive spectrum Disorders guidelines for the treatment of adult obsessive-compulsive disorder: part II – cognitive--behavior therapy treatment. Braz J Psychiatry. 2023. DOI: 10.47626/1516-4446-2023-3081.
13. Nicholas J, Ringland KE, Graham AK, Knapp AA, Lattie EG, Kwasny MJ, et al. Stepping up: predictors of "stepping" within an iCBT stepped-care intervention for depression. Int J Environ Res Public Health. 2019; 16(23):4689. DOI: 10.3390/ijerph16234689.
14. Kim K, Kim SI, Cha KR, Park J, Rosenthal MZ, Kim J, et al. Development of a computer-based behavioral assessment of checking behavior in obsessive-compulsive disorder. Compr Psychiatry. 2010; 51(1):86-93. DOI: 10.1016/j.comppsych.2008.12.001.
15. Sürmeli T, Ertem A. Obsessive compulsive disorder and the efficacy of qEEG-guided neurofeedback treatment: a case series. Clin EEG Neurosci. 2011; 42(3):195-201. DOI: 10.1177/155005941104200310.
16. Gao T, Du J, Tian S, Liu W. A meta-analysis of the effects of non-invasive brain stimulation on obsessive-compulsive disorder. Psychiatry Res. 2022; 312:114530. DOI: 10.1016/j.psychres.2022.114530.
17. Pellegrini L, Garg K, Enara A, Gottlieb DS, Wellsted D, Albert U, et al. Repetitive transcranial magnetic stimulation (r-TMS) and selective serotonin reuptake inhibitor-resistance in obsessive-compulsive disorder: a meta-analysis and clinical implications. Compr Psychiatry. 2022; 118:152339. DOI: 10.1016/j.comppsych.2022.152339.
18. Baldi S, Schuhmann T, Goossens L, Schruers KRJ. Neuroimage. Individualized, connectome-based, non-invasive stimulation of OCD deep-brain targets: a proof-of-concept. 2024; 288:120527. DOI: 10.1016/j.neuroimage.2024.120527.

Índice remissivo